全国医药院校基础医学实验教材

供临床医学、口腔医学、医学美容、中医、中西医结合、
护理、针灸推拿、医学技术类等专业使用

组织学与胚胎学实验指导与图学练习

主　编　柳　洁

副主编　王焕文

主　审　陈良富

编　者　(按姓氏汉语拼音排序)

蒋　洁　李　莉　梁　山

柳　洁　王焕文　王喜梅

吴庆明　杨　扬　张雪梅

制　片　柳　洁　李　莉

科学出版社

北　京

内 容 简 介

本书按照教学大纲的要求,以国家规划教材为蓝本,紧扣课堂教学内容,结合课程的教学实际,详尽地介绍了组织学与胚胎学常用的十六个实验。根据实验内容的重要性和难易程度之不同,每个实验包括动手操作和示教两部分。通过操作与示教,要求学生对实验内容达到掌握、熟悉与了解的目的。为了提高学习效率、巩固实验内容,本书在实验内容后增加了图学练习,图学练习紧扣实验内容,且难易适中,层次分明,趣味性强,通过实验与实训练习,使学生进一步加深对所学内容的理解与记忆。

图书在版编目(CIP)数据

组织学与胚胎学实验指导与图学练习/柳洁主编. —北京:科学出版社,2009
ISBN 978-7-03-025278-4

Ⅰ.组… Ⅱ.柳… Ⅲ.①人体组织学-医学院校-教学参考资料 ②人体胚胎学-医学院校-教学参考资料 Ⅳ.R32

中国版本图书馆CIP数据核字(2009)第144001号

策划编辑:李 婷/责任编辑:邱 波/责任校对:陈玉凤
责任印制:赵 博/封面设计:黄 超

科学出版社 出版
北京东黄城根北街16号
邮政编码:100717
http://www.sciencep.com
北京天时彩色印刷有限公司 印刷
科学出版社发行 各地新华书店经销
*
2009年8月第 一 版 开本:787×1092 1/16
2016年1月第三次印刷 印张:9
字数:214 000
定价:35.00元
(如有印装质量问题,我社负责调换)

前言

组织学与胚胎学是一门重要的医学基础课程，同时也是医学生的必修课程和先修课程。在长期的实验教学工作中，我们感觉到传统的组织胚胎学实验教材内容繁琐、编排呆板，不利于实验教学。针对这一现状，我们组织编写了这本《组织学与胚胎学实验指导与图学练习》。

本书是根据高职高专全国规划教材的内容、按实验教学要求和进度编排的。内容主要包括组织学与胚胎学的实验指导与图学练习两部分。本书在文字上力求简明扼要，突出重点；在教学方法上力求生动活泼，形式多样。根据教学大纲的要求，严格地组织实验内容，科学地选择实验材料。实验材料以组织切片、电镜图片、胚胎模型与标本为主，组织切片均有取材、染色和观察方法的说明。本书将多媒体演示与实验教学融为一体，将实验观察与图学练习融为一体。本书对练习进行了改革，将过去单一的绘图练习改变为全方位的图学实训，即学生结合镜下观察进行填图、填空、选择连线等多项训练。学生在实验课中要充分利用各种标本和资料，认真观察，独立思考，把理论知识和实验技能结合起来，全面深入地掌握组织学与胚胎学的基本内容，达到融会贯通和触类旁通，全方位地提升自身分析问题与解决问题的能力。

本书由湖南省怀化医学高等专科学校、湖南省常德职业技术学院和贵州省铜仁职业技术学院的老师们在多年教学经验的基础上，经多次使用反复修订而成。教学标本是技术人员积数十年经验，不断改进、不断完善精制而成。由于现代科学进展迅速，组织学教学内容也在逐年更新，本实验指导难免有瑕疵或纰漏，希望读者多提宝贵意见，以利于今后改进和提高。

编　者

2009年5月

目录

实验一　绪　　论

一、实验目的与要求

1. 能正确识别普通光学显微镜的结构、各部件的名称及功能。

2. 能熟练地操作普通光学显微镜。

3. 了解普通光学显微镜的维护。

4. 了解电子显微镜及组织结构的电镜照片。

5. 实验前必须复习理论课内容，并按教学进度表，做好每次实验课的预习，了解本次实验的目的和内容。

6. 实验课应带教科书、实验指导与图学练习、绘图铅笔(普通 HB 铅笔和红蓝铅笔)、橡皮和尺子等。

7. 实验时要集中注意力，按实验指导的要求，严肃认真地操作和观察。不得随意移动示教切片。

8. 认真做好每次实验报告，并按时交老师批改。

9. 不得迟到早退，不得任意离开实验室。

10. 严格遵守实验室规则。

二、实验室规则

1. 学生应穿好工作服，提前十分钟到达实验室。

2. 保持实验室安静和整洁，不得在室内喧哗、打闹和吸烟。禁止随地吐痰、乱扔纸屑污物以及在电脑、实验桌等处乱画。

3. 不准穿拖鞋进入实验室，不准在实验室用餐和吃零食。

4. 关闭通信工具(手机)。

5. 按指定号码使用显微镜和切片，不得擅自拆卸和更换显微镜的部件。

6. 损坏或丢失显微镜、切片和模型等，应立即报告老师，酌情处理。

7. 实验课完毕，将切片按号码插入切片盒，并把显微镜和切片盒放回原处并认真填写“显微镜使用登记本”。

8. 值日生负责打扫卫生，关好水、电与门窗。

三、实验内容与方法

(一) 显微镜的构造、使用和保护

1. 光学显微镜的构造　光学显微镜主要由机械装置和光学系统两部分组成(图 1-1)。

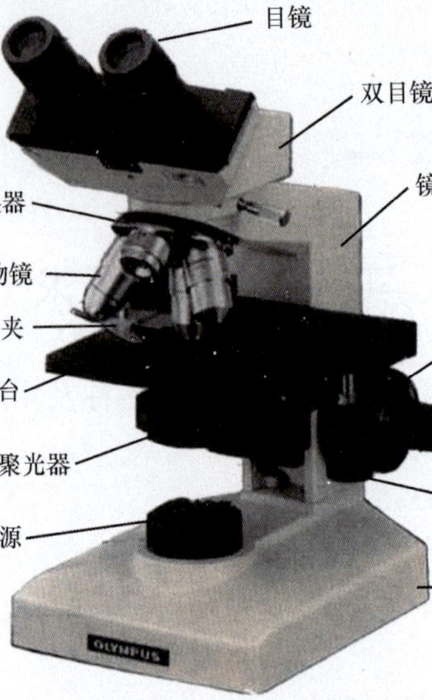

图 1-1 双目生物光学显微镜

(1) 机械装置部分：

镜座：在最下部，起支持作用。

镜臂：呈弓形，作支持和握取之用。

物镜旋转盘：上接镜筒，下嵌接物镜，可通过其旋转更换物镜。

载物台：放置切片的平台，中央有圆孔。载物台上有推进器和切片夹。

粗调节旋钮：用于低倍镜焦距的调节。

细调节旋钮：用于高倍镜焦距的调节。

(2) 光学系统部分：

目镜：可分 5×、7×、10×、15×。

物镜：可分低倍镜(4×、10×)、高倍镜(40×)、油镜(100×)。(显微镜放大倍数＝目镜放大倍数×物镜放大倍数)。

聚光器：位于载物台下，可上下移动。内装虹彩光圈，可开大和缩小。

反光镜：位于镜座上，通过其旋转，可将光线集中至聚光器。有平、凹两面，平面镜反射光弱，可用于强光源；凹面反射光强，用于弱光源。若显微镜使用灯光照明系统，则不用反光镜。

2. 光学显微镜的使用

(1) 准备：一手握持显微镜的镜臂，另一手托住镜座，将其放置于桌面。显微镜距桌沿的距离不得少于 10cm。课间休息离开座位时，应将显微镜移向桌面中央，以免碰落损坏。

(2) 对光：上升聚光器，放大虹彩光圈。转动物镜旋转盘，将低倍物镜对正载物台的圆孔，转动粗调旋钮使载物台距物镜约 5mm。用左眼从目镜观察，同时转动反光镜对向光源进行采光，至整个视野达到均匀而明亮的圆形白色光区为止。注意勿采日光的直射光线。

(3) 装片：将组织切片装入载物台的切片夹内(注意盖玻片向上)，用推进器将切片推至物镜下。

(4) 观察方法：使用双目显微镜，应左右眼同时观察，书写或绘图时，将双眼移开；使用单目显微镜，则用左眼观察，以左手操纵粗、细旋钮，以右手书写或绘图。

(5) 低倍镜观察：从侧面观察低倍镜头，旋转粗调旋钮使镜头接近切片为止（注意镜头不能接触切片）。从目镜观察，慢慢转动粗调旋钮，使载物台下降至物像清楚为止，同时旋转细调旋钮，边旋转边观察，直到视野物像清晰为止。

(6) 高倍镜观察：需转换高倍镜时，必须先在低倍镜下将要观察的部分移到视野正中，然后直接转换高倍镜头。此时，镜下物像隐约可见，再稍微转动细调旋钮即可看清物像。

(7) 油镜观察：需用油镜观察时，先用高倍镜作初步观察后，降下载物台，在切片上滴上微量香柏油，再将油镜下降接近切片并浸泡于油内。用微调节对好焦，移动推进器搜寻切片中的组织细胞结构。观察完毕后，须用擦镜纸蘸少许二甲苯将物镜及切片上的油拭去，再用干净擦镜纸轻轻拭抹镜头。

(8) 显微镜恢复零位：实验完毕，取下切片，并将其放回切片盒内；反光镜镜面呈左右方向竖立，将物镜转成“八”字形，下降载物台至最低位置，关闭虹彩光圈，关掉光源，盖上镜罩，填写好使用卡。

3. 光学显微镜的保护

(1) 搬动显微镜要轻拿轻放，使用显微镜要严格遵守操作规程。

(2) 显微镜必须经常保持清洁。机械部分可用纱布或绸布擦净，光学部分（反光镜除外）只能用擦镜纸轻轻擦拭，严禁用手或其他物品擦拭，以防污损。

(3) 油镜使用后，应立即用擦镜纸蘸少量二甲苯将镜头擦净。

(4) 显微镜部件不得拆卸或互相调换，若有故障，应立即报告老师进行处理，不得自行修理。

(5) 显微镜用毕，应将物镜转离载物台中央的圆孔，并下降载物台，放回原处。

(6) 打扫实验室卫生前，必须将显微镜放入柜中，以免灰尘沾污。

（二）石蜡切片标本的制作

1. 取材和固定　根据需要取出人或动物的新鲜组织，其大小约 0.5～1.0cm^3，并立即投入固定液体中固定 6～24 小时。固定的主要目的是使组织内的蛋白质凝固，以保持原来的形态结构。常用的固定液有以下几种：

(1) 10%中性甲醛溶液（福尔马林，Formalin）；

(2) Susa 液；

(3) Zenker's 液；

(4) Heller's 液；

(5) Bouin's 液。

2. 脱水和包埋　普通固定液多是水溶液，必须先脱去组织内的水分，为浸蜡创造条件。脱水剂通常是酒精，将组织块从低浓度酒精移至高浓度的酒精，去净组织内的水分。然后用二甲苯替代酒精，组织块浸入二甲苯后逐渐变得透明。再将组织块置入溶解的石蜡液中，使石蜡浸入组织并替换出二甲苯。最后将组织块包埋于石蜡内，使组织产生一定的硬度，便于切片。

3. 切片 将蜡块粘于木块上，用切片机切成 5～6μm 厚的薄片。把切下的薄片贴附于有蛋白甘油的载玻片上，置温箱中烤干。

4. 染色 染色的目的是使组织内不同结构染上不同的颜色，以利显微镜观察。染色的方法很多，根据观察与研究目的不同而选用。组织学和病理学教学标本最常用的是苏木精(hematoxylin)和伊红(eosin)染色法，简称 HE 染色。

苏木精的水溶液显碱性，可将组织中的酸性物质染成蓝色，如细胞核内的染色质、细胞质内的核糖体、软骨的基质和黏液等。伊红的水溶液显酸性，可将组织中的碱性物质染成红色，如细胞质的普通蛋白质、核仁和胶原纤维等。

染色的步骤是将切片放入二甲苯中使石蜡脱净，然后经酒精(高浓度至低浓度)入水，再用苏木精和伊红分别染色。

5. 组织切片的染色法 常用的 HE 染色法只能显示组织的一般结构，不能显示组织的所有结构。某些结构或成分需用特殊染色法或组织化学方法等才能显示，例如网状纤维、嗜银细胞、网织红细胞、线粒体等。

6. 脱水和封固 染色后的切片经酒精(由低浓度至高浓度)脱水，二甲苯透明后，再在切片上滴加适量树胶，将盖玻片放在树胶上，待干后即可观察和长期保存。

(三) 观察切片应注意的问题

1. 全面而系统地观察切片 先用肉眼观察切片标本，熟悉标本的大体形态，寻找要观察的大致部位。然后用低倍镜观察标本的全貌，结构层次或组织分布，并选择典型结构，再转高倍镜进一步观察。

2. 建立组织与器官的立体结构图像 一种组织或器官，通过不同部位和方向的切面，所显示的形态和结构通常不完全相同，如图 1-2 所示。因此，一般要求观察组织或器官的纵切面与横切面，并尽可能观察不同部位的切面，不要看到一种断面就了事。然后将不同切面的形态特点加以分析与综合，获得一个完整的立体结构图像。

3. 善用比较、分析与综合的方法，提高辨认能力 在组织标本中，有些细胞、组织和器官的形态类似，例如中性粒细胞与嗜酸粒细胞，复层扁平上皮与变移上皮，致密结缔组织与平滑肌组织，骨骼肌与心肌组织，淋巴结与脾脏，小肠与结肠，腮腺、颌下腺与胰腺，甲状腺与哺乳期乳腺，子宫增生期与分泌期等。应对其进行比较，经过综合分析，抓住各自的结构特点，从而达到区分不同结构的目的。

4. 理论与实践相联系 有时切片所见与理论描述不完全一致，其原因可能是组织或器官所处的生理状况不同所致，如甲状腺功能亢进时的滤泡细胞呈柱状，而功能减退时则呈扁平形；不同的物种组织结构也不尽相同，如猪的肝小叶边界较人的清楚，狗、猫的小肠腺帕内特(潘氏)细胞甚少或没有，甲状旁腺无嗜酸性细胞，兔、猫卵巢的间质腺较人的发达等；固定剂可致使组织结构发生改变，甲醛溶液可导致组织膨胀，乙醇可导致组织收缩；取材不及时或组织有病变，则细胞发生肿胀、核固缩，胞质显空泡，甚至有寄生虫等；切片刀有缺口，则造成组织发生纵行裂痕；浸蜡时间过长，则组织脆硬，易产生不规则裂纹；贴片时未充分展开，则组织重叠形成深染的条索状结构。因此，当标本出现与理论描述的形态不同时，应认真思考。

实验二　上皮组织

一、实验目的与要求

1. 掌握单层扁平上皮的细胞形态与结构特点。
2. 掌握单层柱状上皮、假复层纤毛柱状上皮的结构。
3. 熟悉复层扁平上皮、变移上皮的微细结构特征。
4. 了解单层立方上皮的形态结构特征。
5. 熟悉微绒毛、纤毛、基膜及质膜内褶的结构。
6. 了解腺上皮的结构特点。

二、实验内容与方法

（一）单层扁平上皮（铺片，表面观）

1. 取材　兔的肠系膜。

2. 染色　镀银法，苏木精复染。

3. 肉眼观察　肠系膜呈棕黄色，由于铺片厚度不一，故颜色深浅不均。其中血管染成深棕色，粗细不等，纵横交错。

4. 低倍镜观察　肠系膜的间皮细胞紧密连成一片，细胞之间有不规则的深棕色的细线。血管及其分支着色深。选择无血管而染色清晰的区域，移至视野中央，转高倍镜观察。

5. 高倍镜观察

(1) 间皮细胞呈不规则形或多边形，大小相近。细胞交界处为齿状，着深棕色。

(2) 细胞核位于细胞中央，呈圆形，着浅蓝色。转动细调节器，在不同的平面上可见另一层细胞的细胞核，可能是肠系膜深面结缔组织的细胞或另一面被覆的间皮。

（二）单层扁平上皮（侧面观）

1. 取材　兔的卵巢。

2. 染色　HE。

3. 肉眼观察　标本为卵圆形，周围部分为皮质，内有大小不等的空泡状结构，是发育中的卵泡。中央着色较浅的狭窄部分为髓质。

4. 低倍镜观察　被膜由表面的单层扁平上皮及深面的薄层结缔组织白膜组成。

5. 高倍镜观察　单层扁平上皮细胞的核呈蓝色，略突出，细胞质少、呈红色，细胞界限不清。上皮基膜清楚。

（三）单层柱状上皮

1. 取材　人的空肠。

2. 染色　HE。

3. 肉眼观察　标本的一面为腔面，可见有几条不规则的皱襞。皱襞表面有细小突起，称为绒毛。

4. 低倍镜观察　可见绒毛的各种断面，选择排列整齐的部分观察。绒毛表面覆盖一层单层柱状上皮。

5. 高倍镜观察　①黏膜上皮细胞呈柱状，排列紧密而整齐；②胞质着浅红色，胞核呈椭圆形或长杆状，染成紫蓝色，位于细胞的基底部；③上皮游离面有一条粉红色线状结构，称为纹状缘（电镜下为密集的微绒毛）；④上皮中有散在的杯状细胞，上端膨大，色浅，空泡状，下端狭窄；⑤此外，上皮细胞之间常见小而圆的细胞，胞质甚少，核深染，此为侵入上皮的淋巴细胞。

（四）假复层纤毛柱状上皮

1. 取材　狗的气管。

2. 染色　HE。

3. 肉眼观察　标本为狗气管横断面，呈环形。靠腔面有一薄层紫蓝色组织，此为假复层纤毛柱状上皮。

4. 低倍镜观察　在腔面可见一层较厚且色深的上皮，游离面和底基面较平整，上皮游离面粉红色的细线状结构即为纤毛，细胞核排列为3～5层，似复层，基膜清楚。

5. 高倍镜观察　分辨各种细胞。

（1）柱状细胞：即纤毛细胞，胞体达游离面，胞质色浅，顶部有纤毛，核椭圆，位置较高。

（2）锥体形细胞：呈锥体形，位于上皮深部，顶端不达管腔面。核较小，圆形，染色较深。

（3）梭形细胞：细胞呈梭形，即胞体两端尖、中间粗，细胞核窄椭圆形、居中，因细胞界限不清故不易辨出。

（4）杯状细胞：细胞呈高脚酒杯状，细胞核呈三角形，细胞顶端达上皮游离面。

（五）单层立方上皮

1. 取材　狗的甲状腺。

2. 染色　HE。

3. 肉眼观察　粉红色的大片组织是甲状腺，呈椭圆形紫蓝色的小块组织是甲状旁腺。

4. 低倍镜观察　甲状腺实质内有许多大小不等的圆形滤泡。每个滤泡壁由一层上皮细胞和滤泡腔组成，滤泡腔内的粉红色均质块状物为胶质。

5. 高倍镜观察　选择一个滤泡进行观察，滤泡上皮细胞为立方形，高和宽相近；细胞核圆形，蓝色，位于细胞中央。但细胞界限不甚清楚。

（六）复层扁平上皮

1. 取材　狗的食管。

2. 染色　HE。

3. 肉眼观察　标本为食管横切面，管腔面因有数条纵皱襞而显得凹凸不平，靠近腔面呈紫蓝色的一层即为复层扁平上皮。

4. 低倍镜观察　食管黏膜上皮细胞约有数十层，各层细胞形态不一。上皮基底面呈波浪状，与深部结缔组织连接。

5. 高倍镜观察　依次由上皮基部向游离面观察，可发现上皮细胞排列规律。

（1）基底层：位于基膜上，为单层低柱状或立方形细胞，核椭圆形，染色深。

（2）中间层：细胞呈多边形，较大，胞膜清楚，核圆形。多边形细胞向表面逐渐变扁。

（3）浅层：为多层非角化的扁平细胞，色红，核呈扁椭圆形，有的细胞无核，细胞界限不清。注意观察细胞由深层向浅层推移时，细胞核的形态所出现的变化。

（七）变移上皮

1. 取材　狗的膀胱。

2. 染色　HE。

3. 肉眼观察　收缩状态的膀胱壁切片，呈紫蓝色的边缘即为上皮层。

4. 低倍镜观察　腔面高低不平，表面的上皮即为变移上皮。细胞层次较多，上皮的基底平滑，这是与复层扁平上皮的区别之一。

5. 高倍镜观察　基底层的细胞呈立方形或矮柱状，中间层细胞呈梨形或不规则形，表层细胞较大，呈立方形，有的有双核，称为盖细胞。盖细胞近腔面的胞质浓缩，嗜酸性较强，染成红色。

图学练习

______年____月____日　　第____周　　星期____　　记分______

一、看图连线(20分)

请你把文字与图片中相对应的组织结构名称用直线连接起来。

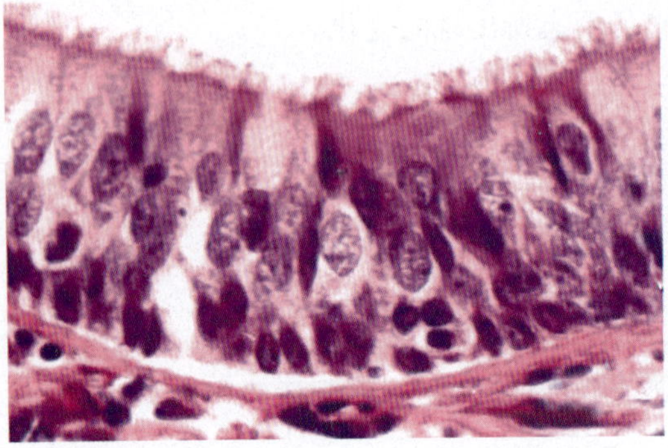

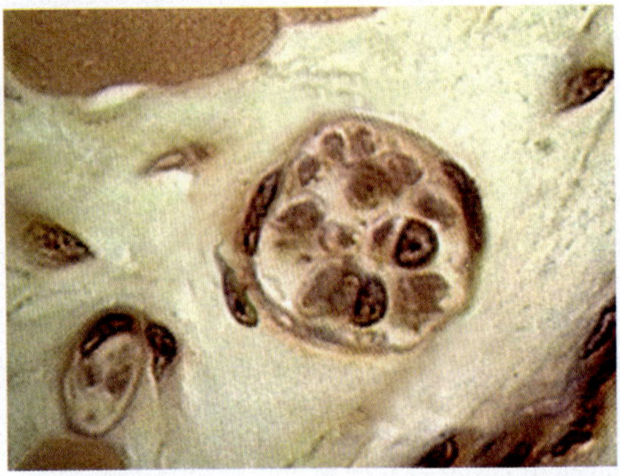

(1) 非角化的复层扁平上皮　(2) 单层扁平上皮　(3) 单层立方上皮　(4) 假复层纤毛柱状上皮

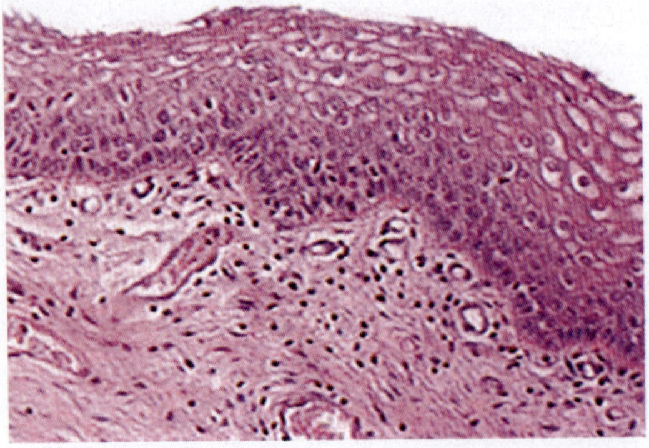

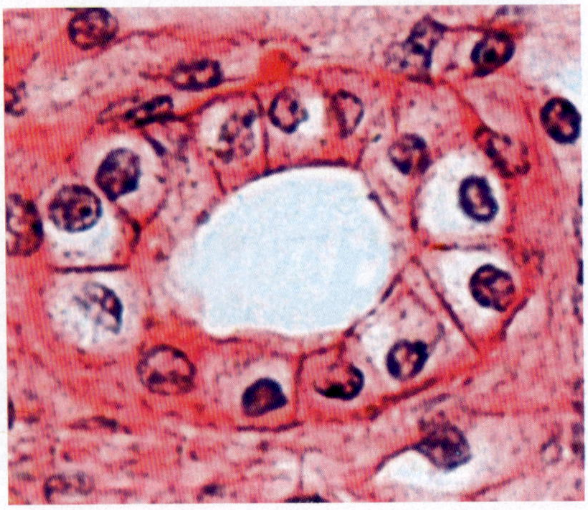

二、看图填空(30 分)

(1) 小肠壁

(2) 小肠绒毛

(3) ____________

(4) ____________

(5) ____________

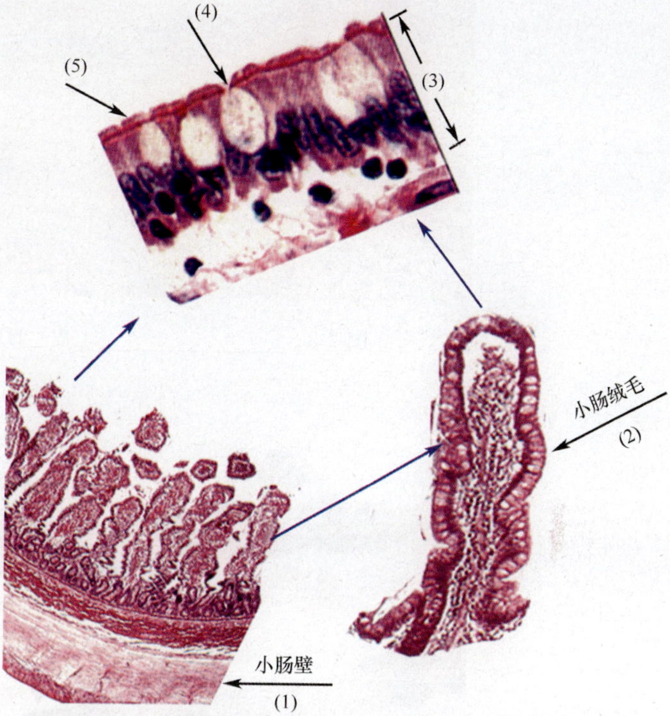

图 2-1 ______________上皮 HE 40×～400×

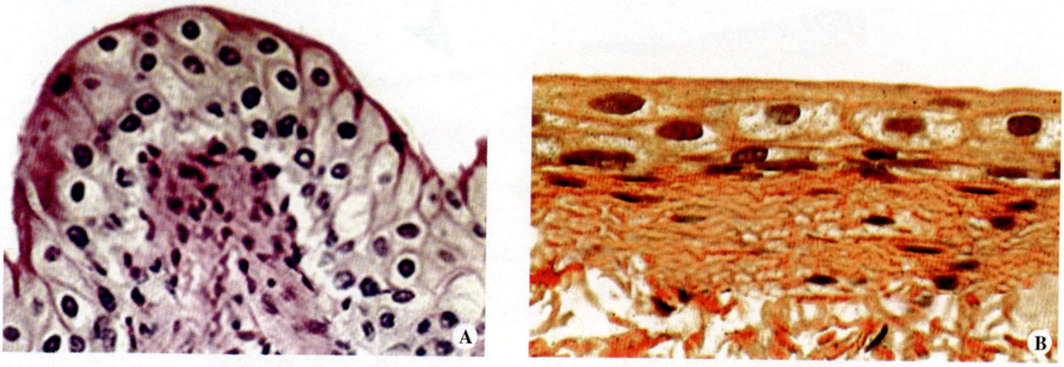

图 2-2 ______________上皮 HE 400×

A. ____________状态下____________上皮 B. ____________状态下____________上皮

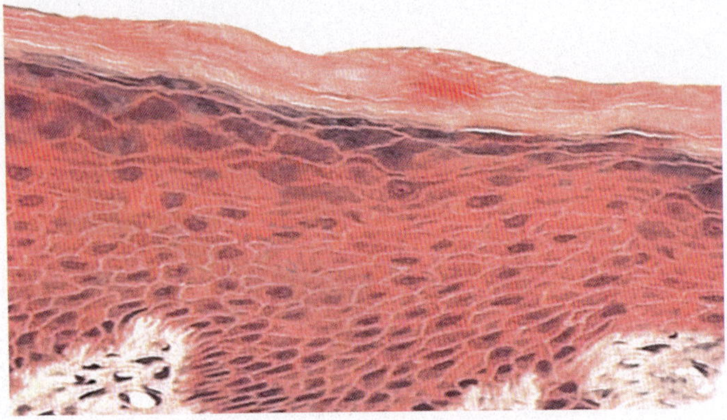

图 2-3 ________________上皮 HE 100×

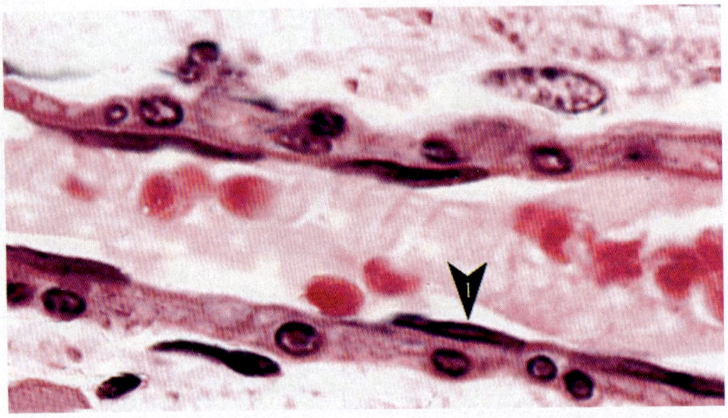

图 2-4 ________________上皮 HE 400×

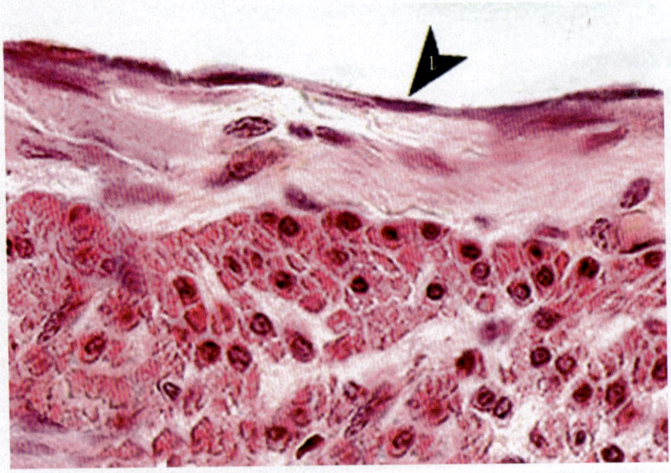

图 2-5 ________________上皮 HE 400×

三、动脑筋，想一想，知道这是什么组织结构吗？（30 分）

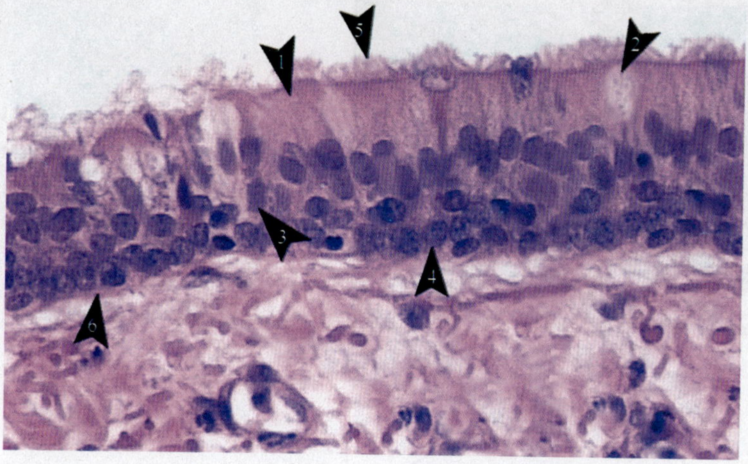

图 2-6 ________________上皮 HE 400×

1. ________________ 2. ________________ 3. ________________

4. ________________ 5. ________________ 6. ________________

四、综合分析（20 分）

下列是上皮细胞表面特化结构的电镜图像，我们结合已学的理论知识，请仔细观察下列的四幅电镜图像，请你在横线上填上组织结构名称，分组讨论，分析其特点，并在表 2-1 中填上正确答案。

表 2-1 细胞表面的特化结构

	名称	结构特点	主要功能
游离面		细指状，光镜不可见，有微丝	
		粗指状，光镜下可见，有微管	
侧面		点状融合	
		小盘状融合	
		斑状融合	
		点状，成群，细胞间有通道	
基底面		薄膜，分基板和网板，PAS 阳性，嗜银	
		膜向胞内折叠，线粒体多	
		桥粒的一半	

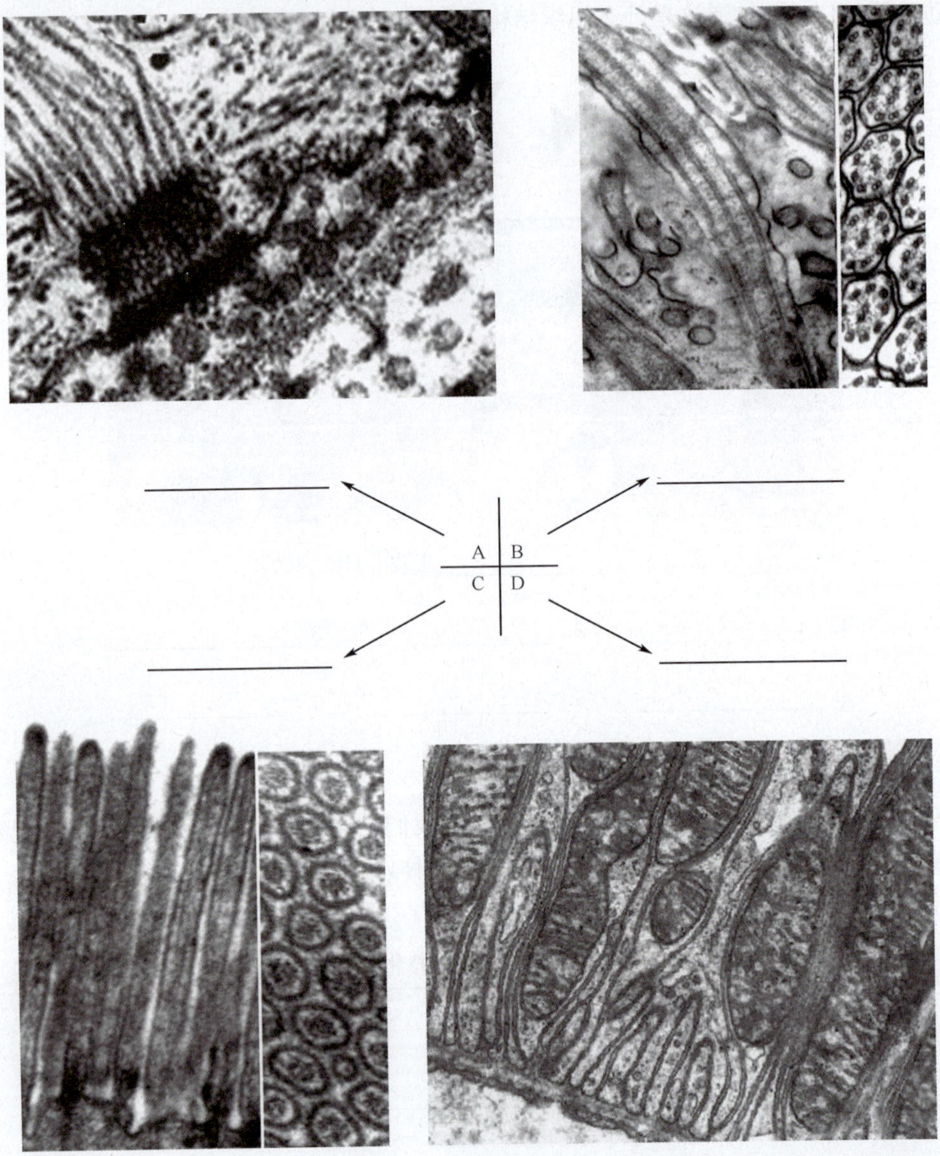

指导老师：________________

______年______月______日

实验三　结缔组织

一、实验目的与要求

1. 掌握结缔组织的结构特点和分类。
2. 掌握疏松结缔组织的组成。
3. 掌握疏松结缔组织定居细胞的结构特点。
4. 了解致密结缔组织和脂肪组织的结构特点。
5. 熟悉透明软骨的结构。
6. 熟悉骨组织及密质骨的结构。
7. 了解骨组织发生的基本过程。
8. 掌握各种血细胞的形态特点及正常值。

二、实验内容与方法

（一）疏松结缔组织铺片

1. 取材　兔的皮下组织。

2. 染色　HE。

3. 肉眼观察　标本颜色深浅不一，系铺片厚薄不匀所致。

4. 低倍镜观察　纤维交织成网，细胞散在于纤维之间。选择铺片着色浅的区域，转高倍镜观察。

5. 高倍镜观察　分辨两种纤维和两种细胞。

（1）胶原纤维：较粗大，有分枝，数量较多，染成粉红色。

（2）弹性纤维：细而弯曲，染色较深，折光性强。弹性纤维的断端卷曲。

（3）成纤维细胞：细胞界限不清，胞质染成淡蓝色，核较大呈卵圆形，染色浅。

（4）巨噬细胞：细胞形状不定，呈圆形、卵圆形或不规则形，边界较清楚，有短而钝的突起。核小染色较深。胞质内含大小不等的蓝色颗粒（苔盘蓝颗粒）。

（5）基质：纤维和细胞之间的空隙中，充满基质（已溶解）。

（二）疏松结缔组织

1. 取材　狗的胃底。

2. 染色　HE。

3. 肉眼观察　染成紫蓝色的为腔面的黏膜层，另一面染成红色是肌层，两层之间着色浅的区域即疏松结缔组织。

4. 低倍镜观察　纤维排列疏松，细胞散在分布，它们之间有较多的空隙，为基质所在。

5. 高倍镜观察

(1) 胶原纤维染成红色，粗细长短不等。由于断面不同，纤维成分多，故弹性纤维不易分辨。

(2) 细胞分散在纤维之间，核多为梭形或卵圆形，染色深，细胞类型难以区分。

(三) 致密结缔组织(示教)

1. 取材　人的掌皮。

2. 染色　HE。

3. 肉眼观察　染成紫红色的为复层扁平上皮(复层鳞状上皮)，其深面着红色的是致密结缔组织。

4. 低倍镜观察　纤维被染成红色，排列紧密，细胞少，纤维与细胞之间的空隙也少。

5. 高倍镜观察

(1) 胶原纤维粗而密，排列方向不一，故有横切、纵切和斜切等断面，其间的弹性纤维不易区分。

(2) 细胞少，分布在纤维之间，核染色深，细胞界限不清。

(四) 脂肪组织(示教)

1. 取材　人的体皮。

2. 染色　HE。

3. 低倍镜观察　皮肤深部的皮下组织中可见脂肪组织，被疏松结缔组织分隔成若干小叶，小叶内有许多排列密集的空泡状的脂肪细胞，胞质呈空泡状乃由于脂滴在制片过程中被溶解所致。

4. 高倍镜观察　脂肪细胞呈球形或多边形，胞质内含许多细小的空泡或单一的大空泡，细胞周边可见薄层胞质，细胞核位于细胞的周边，呈扁平状。

(五) 肥大细胞(示教)

1. 取材　大鼠皮下结缔组织。

2. 染色　甲苯胺蓝染色。

3. 低倍镜观察　肥大细胞多沿小血管成群分布，细胞呈圆形或椭圆形，体积较大，胞质呈紫蓝色。细胞内可见淡染的圆形细胞核。

4. 高倍镜观察　肥大细胞胞质中充满粗大的紫蓝色颗粒。

(六) 浆细胞(示教)

1. 取材　人的胃黏膜。

2. 染色　HE。

3. 高倍镜观察　疏松结缔组织中，可见许多圆形或椭圆形的浆细胞。浆细胞的特点是：胞质呈紫蓝色，核周的胞质染色浅淡；核圆，偏于细胞的一侧，染色质多聚集在核膜下，呈辐射状排列。

（七）透明软骨

1. 取材　人的气管。
2. 染色　HE。
3. 肉眼观察　标本中央蓝色部分即为透明软骨。
4. 低倍镜观察　从软骨的周边向中央逐步观察，可见大量的间质及软骨细胞。

（1）软骨膜：由致密的胶原纤维及梭形的成纤维细胞组成，与周围结缔组织分界不清，外层纤维较多，内层细胞较多，两层界限不明显。

（2）软骨细胞：位于周边的为梭形，单个分布，与软骨膜平行排列。软骨中央区的细胞为椭圆形，常数个（2～5个）聚集在一起，称为同源细胞群。经固定的标本，细胞脱水收缩，故呈星状或不规则形。软骨细胞与软骨囊之间出现的间隙，为软骨陷窝的一部分。

（3）软骨囊：为软骨陷窝周围的基质，含硫酸软骨素较多，呈强嗜碱性，染成深蓝色。

（4）基质：均质状，因含硫酸软骨素而着蓝色。看不到胶原纤维，基质内无血管。

（八）弹性软骨（示教）

1. 取材　人的耳壳。
2. 染色　Weigert弹性纤维染色。
3. 肉眼观察　标本中央呈紫蓝色部分为弹性软骨，其两侧为皮肤。
4. 低倍镜观察　基质中的弹性纤维染成蓝色，密集杂乱，交织成网，在软骨囊周围尤为明显。

（1）弹性纤维：软骨边缘的纤维细而稀疏，渐近中央则粗而密集。周边部的纤维与软骨膜中的弹性纤维相连。

（2）软骨细胞：体积较大，核着红色，同源细胞群较透明软骨少。

（九）纤维软骨（示教）

1. 取材　椎间盘软骨环。
2. 染色　HE。
3. 低倍镜观察　基质内可见大量各种走向的胶原纤维束，软骨细胞为椭圆形，数量较少，体积也较小，散在或成行排列于胶原纤维束之间。同源细胞群少，基质亦较少。

（十）密质骨（示教）

1. 取材　人的长骨干（5%～10%硝酸浸泡脱钙，火棉胶切片）。
2. 染色　硫堇-苦味酸法。

3. 肉眼观察　一块呈条纹状的是骨的纵切面，另一块是横切面。观察横切面。

4. 低倍镜观察　主要分辨四种骨板。

(1) 外环骨板：位于骨表面，骨板与骨表面平行排列，层次较多排列整齐。

(2) 内环骨板：位于骨髓腔面，沿骨髓腔面排列，骨板层次少且厚薄不一。

(3) 哈弗斯系统：位于内、外环骨板之间，哈弗斯系统中央为紫褐色的哈弗斯管，周围由10～20层呈同心圆排列的哈弗斯骨板构成。

(4) 间骨板：位于哈弗斯系统之间，是大小不等、排列不规则的骨板。

5. 高倍镜观察

(1) 骨陷窝：位于骨板间或骨板内，单个分散排列，呈椭圆形，着紫褐色。

(2) 骨小管：从骨陷窝向四周伸出的许多放射状小管，着紫褐色，相邻的骨小管相互连接。在哈弗斯系统中，骨小管与哈弗斯管相通。

(十一) 骨发生(示教)

1. 取材　胎儿的指骨。

2. 染色　HE。

3. 肉眼观察　标本中有两块指骨形成的关节，浅蓝色部分为关节软骨，深色部分为骨髓。

4. 低倍镜观察　选择一块较长的指骨，从骨骺端开始向骨干依次观察骨发生中的不同演变区域。

(1) 软骨储备区：近关节面，范围较大，软骨细胞体积小，分散存在。

(2) 软骨增生区：软骨细胞形成同源细胞群，沿骨长轴排列成柱状，称软骨细胞柱。近骨干部的细胞逐渐增大，基质相对增多。

(3) 软骨钙化区：软骨细胞肥大，呈空泡状，近骨干部尤为明显，软骨细胞柱之间基质较薄，因有钙盐沉着而呈浅蓝色。

(4) 成骨区：软骨细胞退变，部分基质溶解，形成初级骨髓腔，腔内含血管、造血组织、成骨细胞和破骨细胞等。近骨干中部可见沿骨长轴排列的骨小梁，表面有排列成行的成骨细胞，中轴为蓝色的钙化软骨基质，周边为粉红色的骨基质，骨细胞埋于其中。骨干中部的骨小梁被破坏吸收，使原有的初级骨髓腔汇合成一个大的骨髓腔，内含红骨髓与血窦。骨干部通过骨发生，形成初级骨化中心。在骨骺端的软骨中央，骨化从中央呈辐射状向四周进行，形成次级骨化中心。

(5) 骨膜：被覆于骨干周围的致密结缔组织，可分两层，外层纤维多，内层细胞多。内层以膜内成骨的方式形成骨干周边的骨组织，称为骨领。骨领位于切片的两侧，染成红色。

5. 高倍镜观察　着重观察成骨细胞、骨细胞和破骨细胞。

(1) 成骨细胞：位于骨化区新生骨组织的表面。成骨细胞整齐排列成一层，细胞呈柱状或椭圆形，胞质嗜碱性，呈紫蓝色。

(2) 骨细胞：位于骨组织的骨陷窝内，单个散在分布，由于细胞收缩，其周围可见空隙。

(3) 破骨细胞：常位于骨组织的凹面，细胞体积大，呈不规则形，有多个细胞核，胞质嗜酸性，染成红色。

（十二）血液

1. 取材　人的血液涂片。

2. 染色　Wright 法。

3. 低倍镜观察　大部分是红色无核的红细胞，其中散布少量有核的白细胞，核染成蓝色。选择细胞分布均匀而白细胞较多的部位（血涂片的后半部），使用油镜观察。

4. 油镜观察　辨认红细胞、各种白细胞及血小板。

（1）成熟红细胞：圆形，呈红色，无核无细胞器，中央着色较边缘浅。

（2）中性粒细胞：圆形，比红细胞大，胞质呈淡红色，内含分布均匀的淡紫色细小颗粒。核分 2～5 叶不等，染成蓝色，叶间以染色质丝相连。

（3）嗜酸粒细胞：胞体稍大于中性粒细胞，胞质呈淡红色，内含粗大、分布均匀的橘红色颗粒。核多分为两叶，染成蓝色。

（4）嗜碱粒细胞：数量极少，很难找到。胞质内含大小不等、分布不均匀的蓝色颗粒。核呈 S 形或不规则形，着色浅，常被胞质中的颗粒遮盖。

（5）淋巴细胞：大小不一，以小淋巴细胞居多，其直径似红细胞。核大，呈圆形，染成深蓝色，一侧有浅凹陷。胞质少，染成浅蓝色，呈一窄带围绕在细胞核周围，胞质内可见少量紫红色的嗜天青颗粒。大淋巴细胞胞质较多，核染色浅。

（6）单核细胞：体积最大，数量较少，核呈肾形或马蹄铁形，染色较浅。胞质较多，染成灰蓝色，内含较多细小的嗜天青颗粒。

（7）血小板：体积最小，呈不规则形，直径约为红细胞的 1/3，成群分布在血细胞之间，胞质染成浅蓝色，中央含紫色的血小板颗粒。

图学练习

______年______月______日　　第______周　　星期______　　记分______

一、看图填空(30 分)

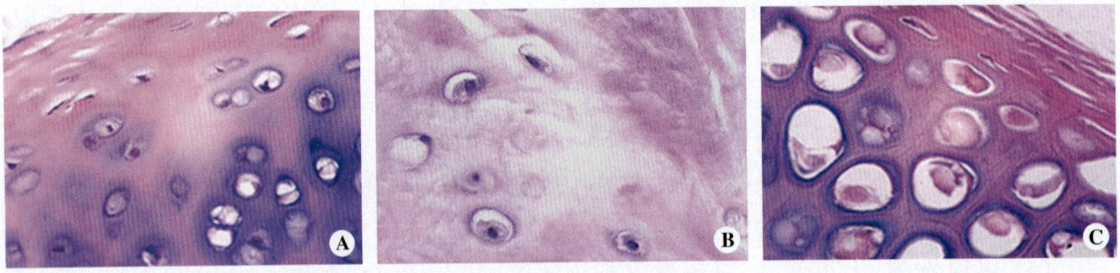

图 3-1　软骨组织　特染　400×

A. ______________软骨　B. ______________软骨　C. ______________软骨

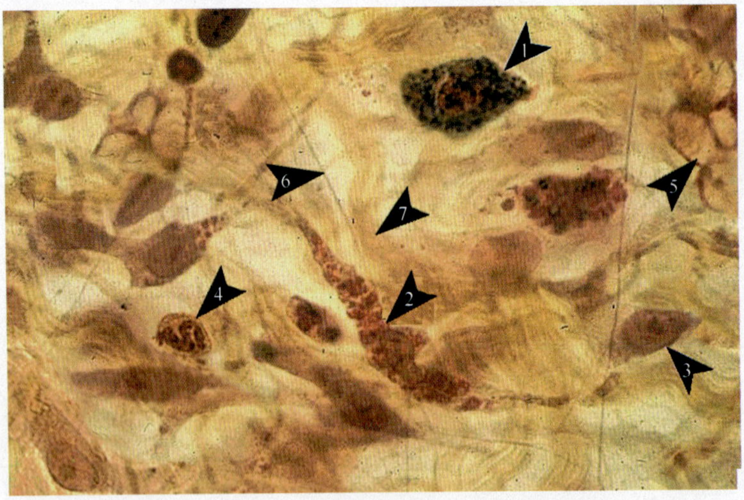

图 3-2　______________铺片　特染　400×

1. ______________　2. ______________　3. ______________　4. ______________

5. ______________　6. ______________　7. ______________

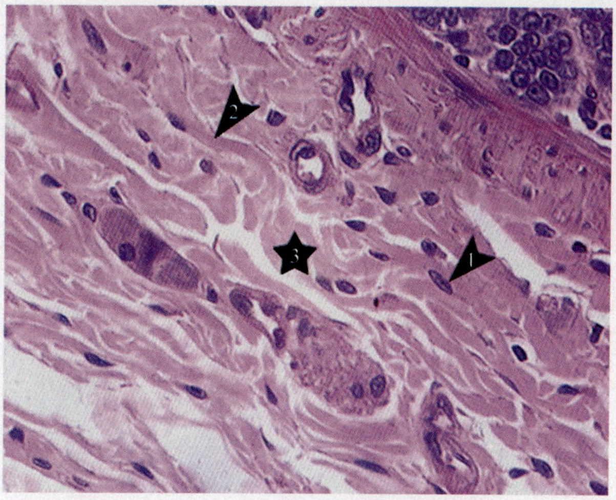

图 3-3 ______________切片 HE 400×

1. ______________ 2. ______________ 3. ______________

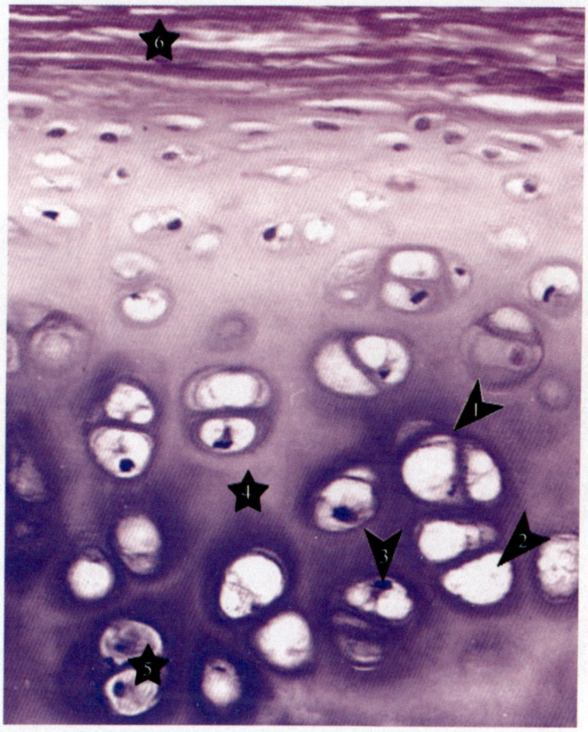

图 3-4 ______________HE 400×

1. ______________ 2. ______________ 3. ______________

4. ______________ 5. ______________ 6. ______________

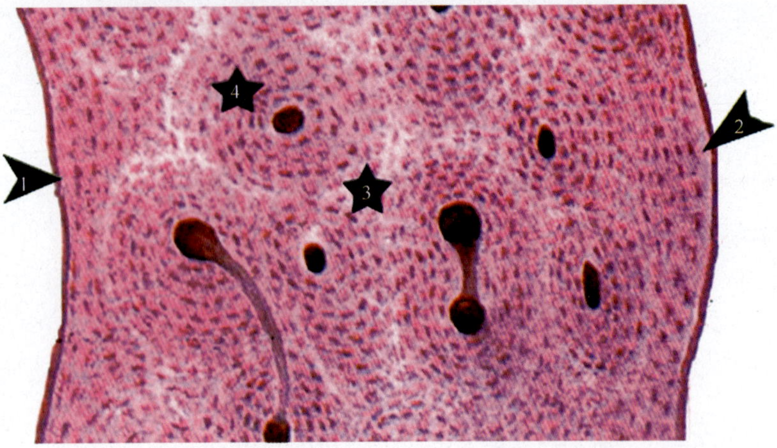

图 3-5 ________________ 特染 400×

1. ________________ 2. ________________ 3. ________________ 4. ________________

请你把下列图片中星号所指的含义填在图片右侧的横线上，并与其组织结构名称相对应。

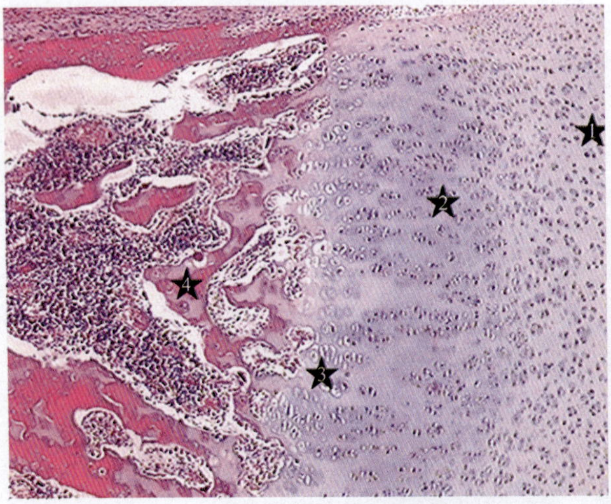

图 3-6 软骨内成骨 HE 400×

成骨区：________________

软骨储备区：________________

软骨增殖区：________________

软骨肥大区：________________

二、看图连线(10 分)

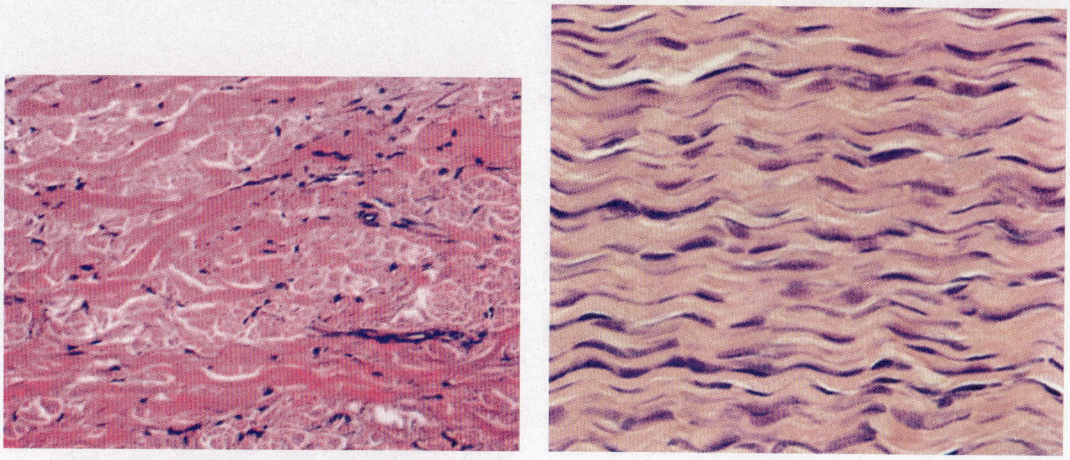

规则的致密结缔组织　骨组织　不规则的致密结缔组织　网状结缔组织

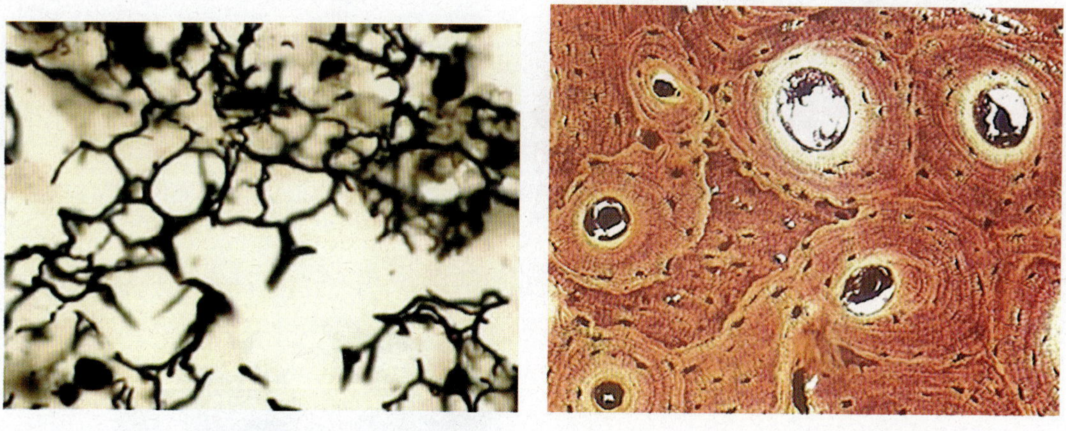

图 3-7　结缔组织　银染、HE　40×～400×

三、电镜图像实训练习(10 分)

根据图像中组织结构特点所示，请在横线上填上细胞的名称以及细胞内结构名称。

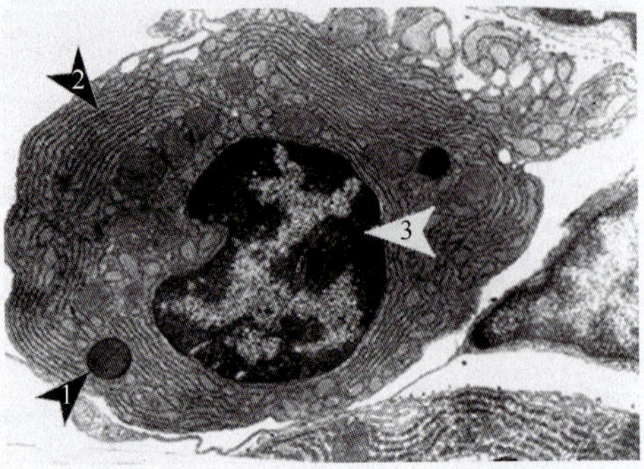

1000×

这是________________透射电镜像

1. ________________

2. ________________

3. ________________

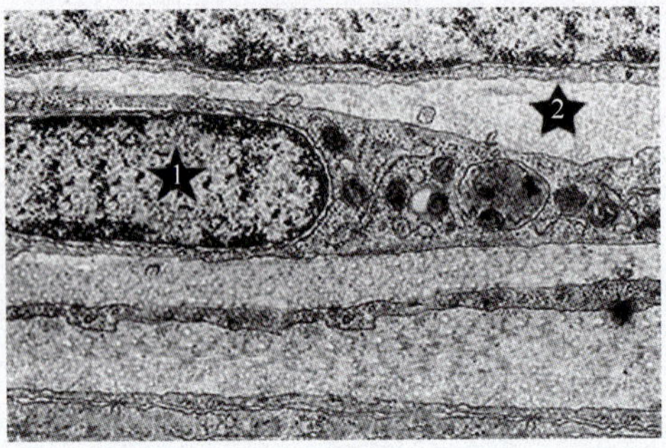

1000×

这是________________透射电镜像

1. ________________

2. ________________

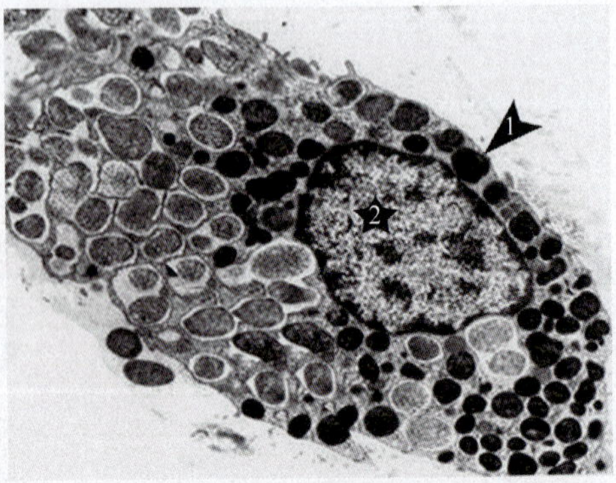

1000×

这是________________透射电镜像

1. ________________

2. ________________

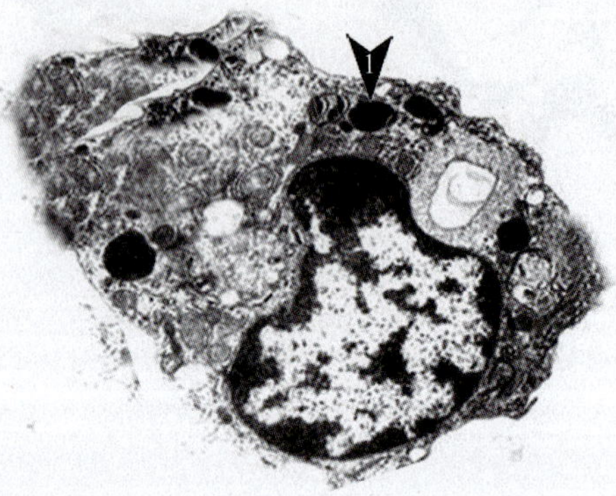

1000×

这是________________透射电镜像

1. ________________

四、动动脑筋，知道它们是什么细胞吗？试着做做吧！（20分）

疏松结缔组织内的细胞成分主要包括七种。下列就是它的一组图片，你能在横线上正确填上这些细胞的名称吗？试试吧！

1. ________细胞

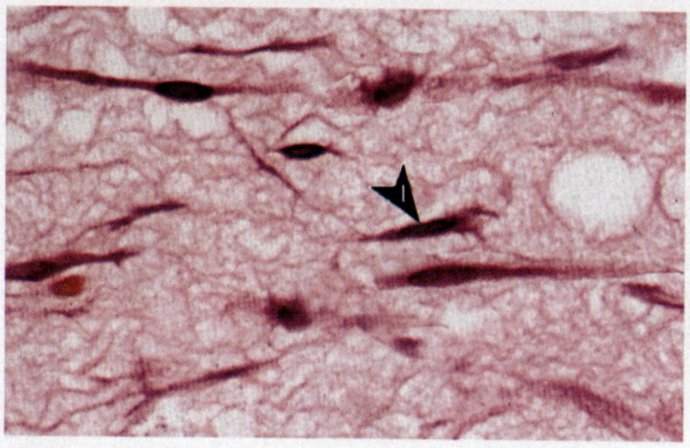

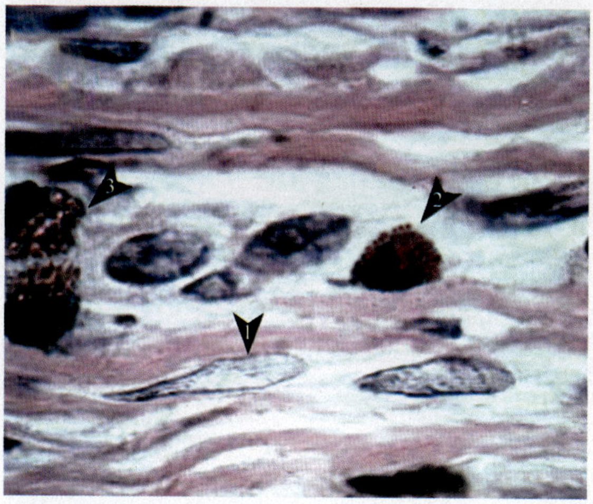

1. ________细胞

2. ________细胞

3. ________细胞

1. ________细胞

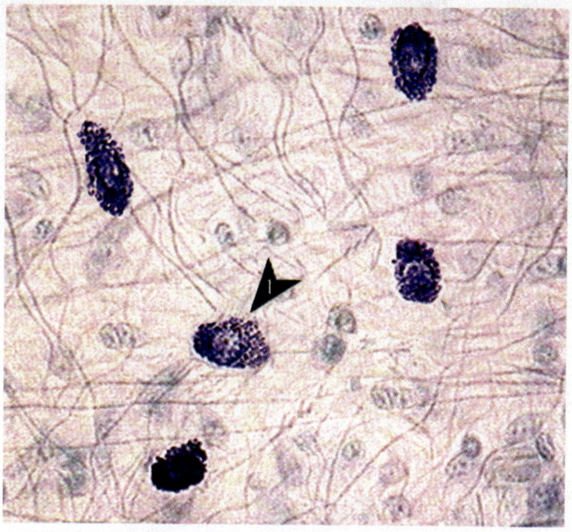

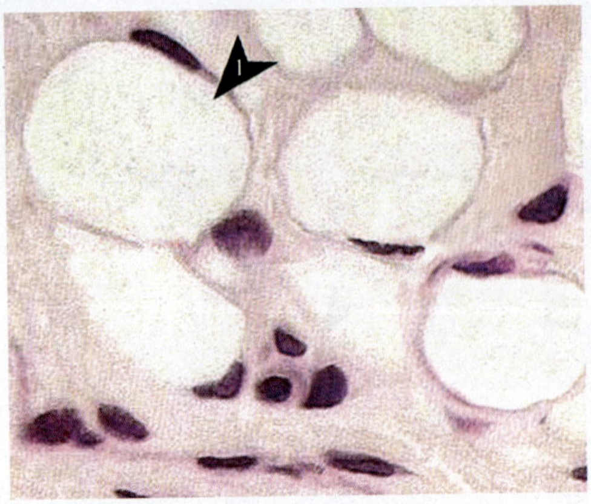

1. ________________细胞

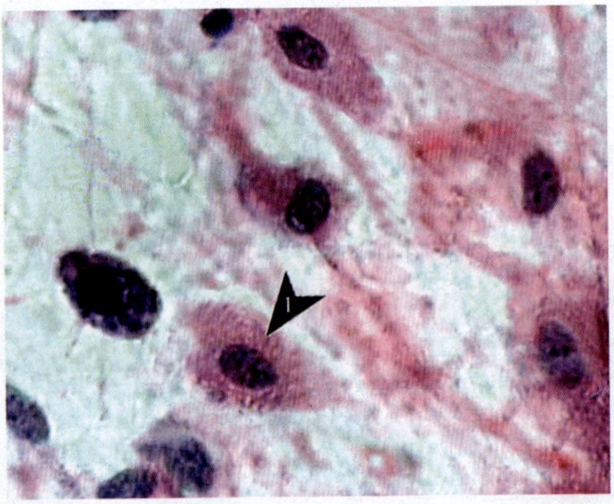

1. ________________细胞

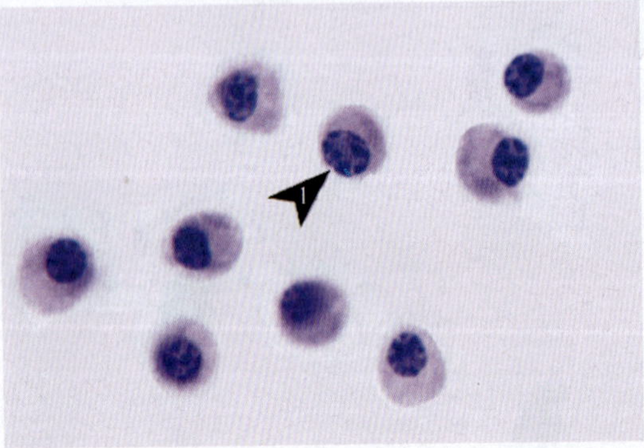

1. ________________细胞

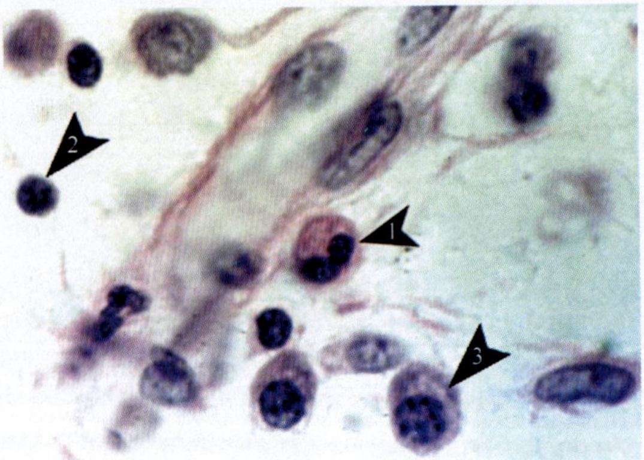

1. ________________细胞

2. ________________细胞

3. ________________细胞

图 3-8　疏松结缔组织　特染、HE　400×

五、综合练习(30 分)

下列是一张人的血涂片,据题意,请同学们按照每小题的提问要求去完成。

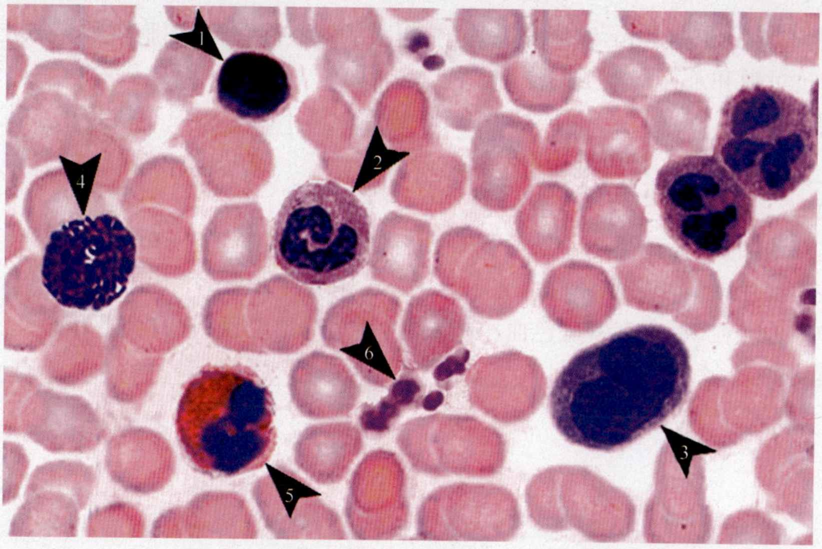

图 3-9 人血涂片 瑞特染色 1000×

正常成人周围血中有多种白细胞(WBC),其数量为(4.0～10.0)×10^9/L。其中:

1. 图中__________细胞,占 WBC 总数的________%,由箭头________号表示。其特点:

(1) 胞体直径 14～20μm,胞质丰富,呈弱嗜碱性,含许多细小的嗜天青颗粒。

(2) 细胞核形态多样,呈肾形、马蹄形、卵圆形或不规则形,着色较浅。

(3) 具有吞噬功能,常以变形运动穿出血管进入组织,分化为巨噬细胞。

2. 图中__________细胞,占 WBC 总数的________%,由箭头________号表示。其特点:

(1) 细胞直径约 10～12μm。胞质含有大量大小不等、分布不均的紫蓝色嗜碱性颗粒。

(2) 细胞核分叶状、S 形或不规则形,着色较浅,轮廓不清。

(3) 参与机体的过敏反应。

3. 图中__________细胞,占 WBC 总数的________%,由箭头________号表示。其特点:

(1) 细胞呈球形,直径 10～12μm;核呈杆状或分叶状。

(2) 胞质为粉红色,内含许多细小的淡红色特殊颗粒和少量较大的淡紫色嗜天青颗粒。

(3) 具有很强的趋化作用和吞噬功能。

(4) 能以变形运动聚集到细菌侵犯处,大量吞噬细菌。

4. 图中__________细胞,占 WBC 总数的________%,由箭头________号表示。其特点:

(1) 细胞大小不等,核呈圆形,一侧常有浅凹,核染色质致密呈块状,染色深。

(2) 胞质很少,呈嗜碱性。

(3) 参与机体细胞与体液免疫反应。

5. 图中________细胞，占 WBC 总数的________%，由箭头________号表示。

其特点：

(1) 细胞直径 10～15μm，胞质充满均匀、粗大的嗜酸性颗粒，细胞核常为 2 叶。

(2) 有抗过敏和杀灭寄生虫的作用。

6. 图中________，是骨髓中巨核细胞脱落下来的胞质小块。正常人血液中它的量为________。由箭头________号表示。

其特点：

(1) 呈双凸圆盘状，直径 2～4μm，受刺激后伸出突起使形态不规则。

(2) 在血涂片中常常聚集成群。

(3) 中央为颗粒区，含有紫蓝色血小板颗粒，周边为透明区，含有微管和微丝。

(4) 其功能：________________________________。

指导老师：________

____年____月____日

实验四　肌 肉 组 织

一、实验目的与要求

1. 熟悉平滑肌细胞的形态特征。
2. 掌握骨骼肌细胞的形态特点。
3. 掌握心肌细胞的形态特点。
4. 熟悉肌节的超微结构。

二、实验内容与方法

（一）平滑肌

1. 取材　猫的十二指肠。

2. 染色　HE。

3. 肉眼观察　肠腔面有许多小突起。肠壁内表面着紫蓝色的为黏膜，深层为肌层（平滑肌）染成红色。

4. 低倍镜观察　肌层较厚，分内、外两层，染色较附近的结缔组织深。内层较厚，可见长条形纵切的平滑肌束；外层较薄，可见圆形或多边形横切的平滑肌束。

5. 高倍镜观察　注意与致密结缔组织相区别。

(1) 平滑肌纤维的纵切面：细胞呈梭形，相邻的肌纤维彼此交错，相互嵌合；细胞质（肌质）呈均质性红色，肌原纤维不明显；胞核位于细胞的中央，呈杆状，核染色质较少，故着色较浅。

(2) 平滑肌纤维的横切面：呈大小不等的圆形或多边形的镶嵌图像，在较大的细胞切面，中央有圆形的核，小的切面见不到核。

（二）骨骼肌

取材：狗的肋间肌。

染色：HE。

肉眼观察：标本上有两块组织，长条形的为纵切面，椭圆形的为横切面。先观察纵切面。

1. 骨骼肌组织的纵切面

(1) 低倍镜观察：肌纤维呈长带状，相互平行排列，肌纤维之间的结缔组织很少。由于肌纤维长，标本中往往不能见到其两端。每条肌纤维的两边染色较深，为肌膜。肌膜下有许多椭圆形或长椭圆形纵行排列的细胞核。肌纤维表面有明暗相间的横纹。

(2) 高倍镜观察：肌纤维内可见许多平行排列的肌原纤维，其表面的横纹呈带状，且清晰可辨。染色深的带称暗带（A 带）；染色浅的带称明带（I 带），明带中央有一条细线，称为 Z

线。由于肌原纤维平行排列，其表面的带对准排列，故肌纤维表面可见清晰的暗带与明带。

2. 骨骼肌组织的横切面

(1) 低倍镜观察：在肌组织的横切面，可见由许多红色小点聚集而形成的多边形区。红色小点为骨骼肌纤维的横断面，多边形区为肌束，肌束周围的疏松结缔组织为肌束膜。

(2) 高倍镜观察：肌纤维因相互挤压呈多边形，每条肌纤维周围有薄层浅染的结缔组织，称为肌内膜。肌纤维的细胞膜称为肌膜，染成深红色。胞核位于肌膜下，呈圆形或椭圆形，肌纤维内有许多红色点状结构，这些是肌原纤维的横断面，肌原纤维之间着色甚浅的部分为肌浆。

(三) 心肌

1. 取材　羊的心脏。

2. 染色　HE。

3. 肉眼观察　标本为心壁的一部分，绝大部分着色较红为心肌。

4. 低倍镜观察　由于心肌纤维排列方向不一致，有纵、横、斜等切面。选择心肌纤维纵切的部位进行观察，心肌纤维呈带状，有分支，且互相吻合成网。

5. 高倍镜观察

(1) 选择心肌纤维的纵切面观察，注意与骨骼肌相区别。

1) 大小和形状：较骨骼肌纤维细而短，分支吻合成网。

2) 横纹：有暗带和明带构成的横纹，但不如骨骼肌明显。

3) 细胞核：位于肌纤维的中央，较大，有时可见双核。

4) 闰盘：为横过肌纤维的深红色直线或阶梯状线，是细胞之间的连接处。

(2) 选择心肌纤维的横切面观察，注意与平滑肌相区别。

1) 大小和形状：呈圆形或多边形，大小相似。

2) 肌丝束：呈点状，着红色，分布在肌纤维周边的肌质内。

3) 细胞核：位于肌纤维的中央，呈圆形，有的未见核。

4) 肌浆：着色浅，为核两端的浅染区。

(四) 闰盘

1. 取材　羊的心脏。

2. 染色　铁苏木精染色。

3. 高倍镜观察　着深蓝色，呈粗的直线或阶梯状，横过心肌纤维。

(五) 肌节(透射电镜像)

1. 取材　羊的心脏。

2. 高倍镜观察

(1) 骨骼肌纤维(纵断面)：观察肌原纤维、明带、暗带、Z 膜、H 带、M 膜、肌节、粗肌丝、细肌丝、横小管、肌浆网、终池、三联体、线粒体。

(2) 心肌纤维(纵、横断面)：观察横小管、肌浆网、二联体、线粒体、闰盘。

(3) 平滑肌：观察密区(密斑)、密体、小凹。

图学练习

______年____月____日　第____周　星期____　记分______

一、看图连线(20分)

下面是三种肌肉组织在显微镜下的横切面与纵切面观,仔细观察三种肌肉组织各自特有的形态结构,然后请你把每类肌肉组织的纵横切面用直线连接起来。

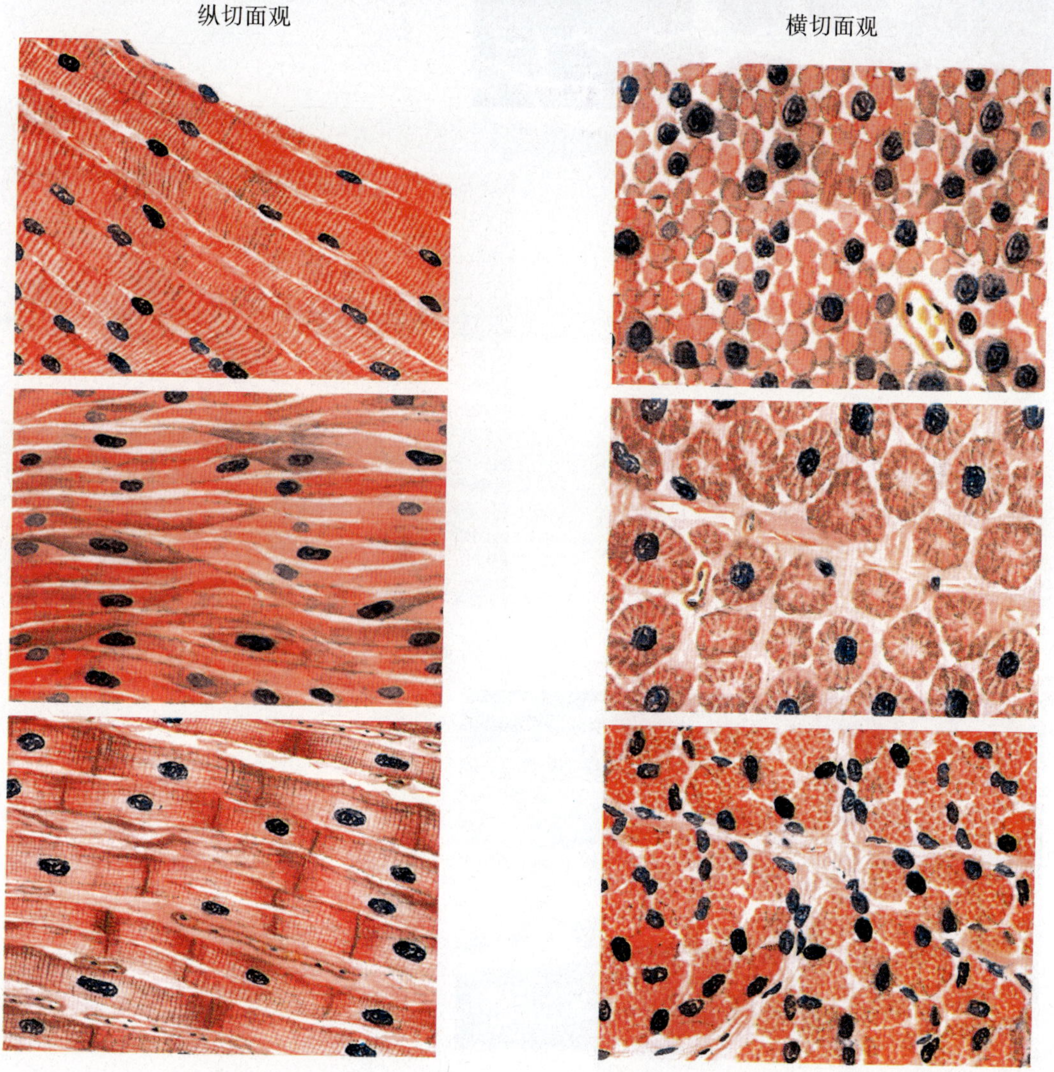

图 4-1　肌肉组织　HE　400×

二、看图填空(25 分)

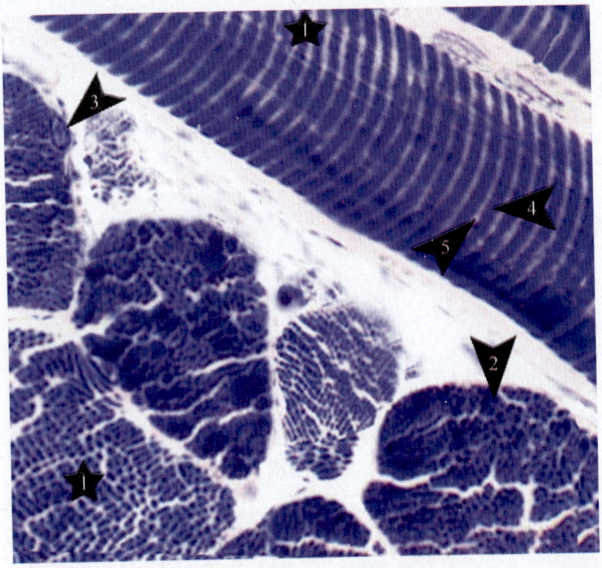

1. ________ 2. ________

3. ________ 4. ________

5. ________

图 4-2 ____________ 特染 400×

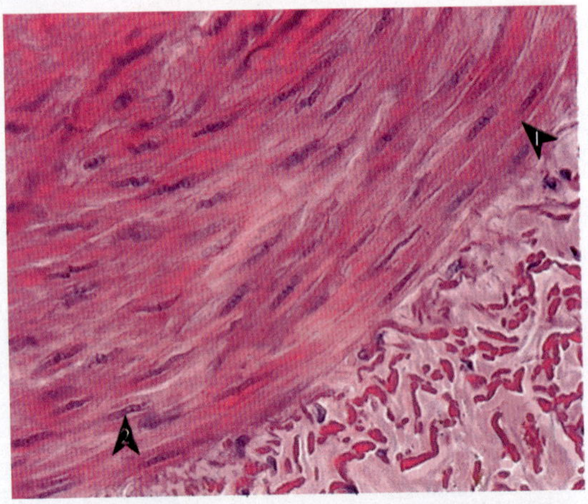

1. ____________

2. ____________

图 4-3 ____________ HE 400×

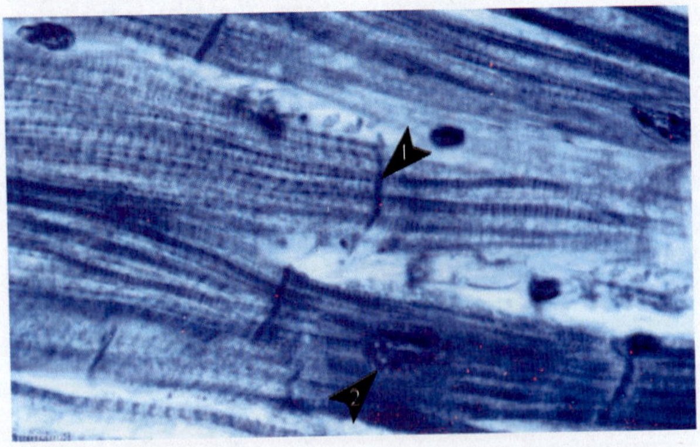

1. ____________

2. ____________

图 4-4 ____________ 特染 400×

三、动动脑筋，知道这是什么结构吗？（20 分）

这是一幅肌节的超微结构图片，根据我们已学的理论知识以及结合本次的实训练习，请同学们分别把肌节、明带、暗带、H 带、M 线、Z 线等微细结构用不同颜色的彩色笔画直线表示出来。试试吧！

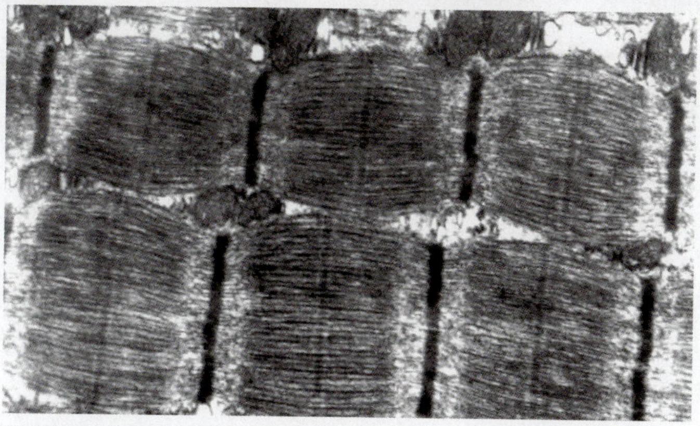

图 4-5　透射电镜像　1000×

四、电镜图像实训练习（15 分）

根据图像中组结构特点所示，请在横线上填上组织结构名称。

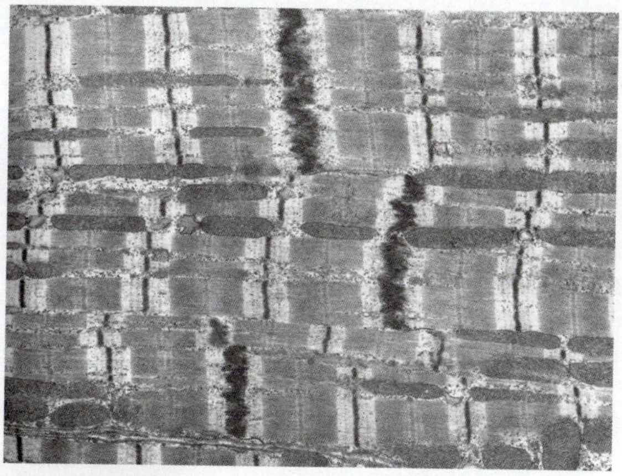

________透射电镜像

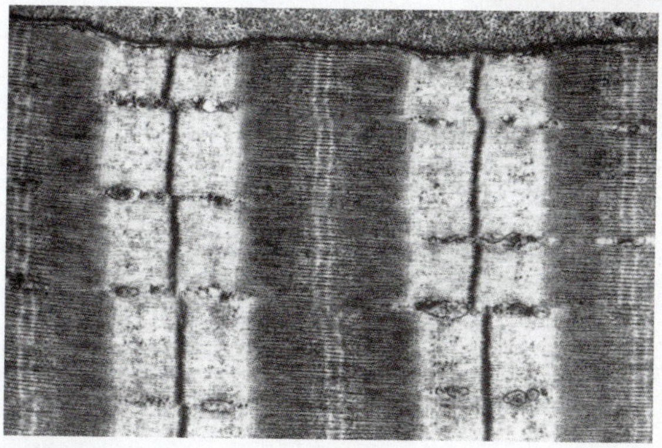

________透射电镜像

______________透射电镜像

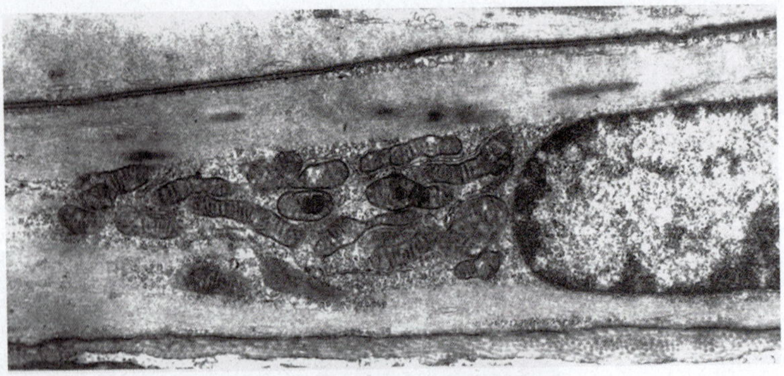

图 4-6　肌纤维透射电镜像　1000×

五、综合(比较)分析(20 分)

现在,我们根据前面所做的三种类型的图学练习,再结合理论知识内容,补充下列有关三种肌纤维在光镜下的比较。

名称	骨骼肌	心肌	平滑肌
形状			细长梭形
细胞核		1~2 个,细胞中央	
横纹			没有
闰盘	没有		
肌原纤维		不明显	
T 小管			小凹
L 小管	发达		
终池		稀疏	
纵横小管连接		形成二联体	
肌节			没有
特殊结构	粗肌丝、细肌丝		
分布		心壁	
功能			不随意肌,缓慢持久收缩

指导老师:______________

______年______月______日

实验五　神 经 组 织

一、实验目的与要求

1. 掌握神经元胞体的形态特点。
2. 熟悉突触光镜下的结构特征。
3. 掌握化学性突触的超微结构。
4. 熟悉周围神经系统有髓神经纤维的结构。
5. 了解周围神经系统有髓神经纤维的形成。
6. 了解无髓神经纤维的结构。
7. 了解游离神经末梢。
8. 了解触觉小体、环层小体和肌梭的结构。
9. 熟悉运动终板的光镜结构及超微结构。
10. 了解大脑、小脑皮质的分层。

二、实验内容与方法

（一）脊髓前角多极神经元

1. 取材　猫的脊髓。

2. 染色　HE。

3. 肉眼观察　脊髓横切面为椭圆形。灰质居中，着色较红，呈 H 形或蝴蝶形，白质在灰质的周围，着色浅红。灰质有四个突起，即两个粗短的前角和两个较细长的后角。

4. 低倍镜观察　辨认白质和灰质，找到前角和后角。前角中有许多体积很大的细胞，着紫蓝色，这就是前角多极神经元（运动神经元）的胞体。后角的神经细胞较小。

5. 高倍镜观察　选择一个突起较多而且有核的多极神经元观察。

（1）胞体：呈多角形。核位于细胞的中央，大而圆，染色浅，呈空泡状，核仁明显。胞质着浅红色，内含许多蓝色块状的尼氏体（嗜染质）。

（2）突起：常见数个，多为树突。树突从胞体发出时粗大，逐渐变细，内含尼氏体；轴突只有一个（不易切到），粗细均匀，不含尼氏体。轴突自胞体发出处的胞质呈圆锥形，不含尼氏体，此为轴丘。

神经细胞之间有大量散在的小细胞核，呈圆形或椭圆形等，此为神经胶质细胞的核，HE 染色不能显示胞质和突起。

(二) 突触(示教)

1. 取材　猫的脊髓。

2. 染色　Cajal 法。

3. 高倍镜观察　前角多极神经元的胞体、胞核和突起均染成棕黄色,其表面有许多棕黑色的小环或逗点状的结构附着,这些结构是神经纤维的末端,它们与神经元的胞体或突起接触便形成突触。

(三) 有髓神经纤维和神经

取材:猫的坐骨神经。

染色:HE。

肉眼观察:标本上有两块组织,长条状的是神经的纵切面,圆形的是横切面。

1. 神经的纵切面

(1) 低倍镜观察:许多神经纤维平行排列,由于排列紧密,故每条神经纤维界限不易辨认。神经纤维之间有少量的结缔组织。

(2) 高倍镜观察:重点观察有髓神经纤维的纵切面。选择一条具有郎飞结的神经纤维,辨认其结构。

1) 轴突:位于神经纤维的中轴,呈紫红色线条样。

2) 髓鞘:位于轴突两侧,染红色,呈网状(这是由于制片过程中,髓鞘的类脂被溶解所致)。

3) 神经膜:位于髓鞘两侧,呈红色的细线状。某些部位可见神经膜细胞(施万细胞)的核。

4) 郎飞结:为相邻神经膜细胞之间的区域,此处无髓鞘与神经膜,轴突裸露。

神经纤维周围尚有少量结缔组织,称神经内膜。神经内膜中含成纤维细胞,该细胞核小且染色较深,此点可与神经膜细胞相区别。

2. 神经的横切面

(1) 低倍镜观察:主要了解神经的组成。

1) 神经外膜:位于整个神经的外面,为疏松结缔组织。

2) 神经束膜:神经内有多个圆形的神经束,大小不等。每个神经束的外表面有致密结缔组织包裹,即神经束膜。

3) 神经内膜:神经束内有许多神经纤维的横切面,每条神经纤维的周围有很薄的结缔组织膜,即神经内膜。神经内膜不易辨认。

(2) 高倍镜观察:着重观察有髓神经纤维的横切面。神经纤维呈圆形,粗细不一。神经纤维的中央为轴突,呈圆形,染成紫红色。轴突的周围是髓鞘,呈红色网状。髓鞘的外面是神经膜,很薄,染红色,有的尚有神经膜细胞核。

(四) 无髓神经纤维(示教)

1. 取材　猫的交感神经节。

2. 染色 HE。

3. 肉眼观察 交感神经节为卵圆形的小块。

4. 低倍镜观察 神经节表面被覆致密结缔组织被膜，其中散在分布有较大的神经细胞，细胞间有平行排列的无髓神经纤维。

5. 高倍镜观察 无髓神经纤维的纵切面应与致密结缔组织相区别。无髓神经纤维较细，着红色，神经膜细胞核紧贴轴突，呈椭圆形，染色较浅。由于无髓神经纤维常成束排列，较紧密，故每根纤维的界限不易分清。

（五）触觉小体与环层小体（示教）

1. 取材 人指尖皮肤。

2. 染色 HE。

3. 肉眼观察 染色较深且高低不平的一侧为手指掌侧表皮，其深面是真皮。

4. 低倍镜观察 表皮为复层扁平上皮，其下方的结缔组织为真皮。真皮向表皮的基底部突入形成许多乳头状结构，椭圆形的触觉小体即位于乳头内。环层小体位于真皮深部的结缔组织内，体积很大，圆形或椭圆形，为同心圆层状排列结构。

5. 高倍镜观察

(1) 触觉小体：外围薄层结缔组织，内有一些横行排列的扁平细胞。轴突末端的细支盘绕或穿行在扁平细胞之间，但在 HE 染色标本上难以分辨。

(2) 环层小体：多为横断面，中心的红色均质状结构为轴突，周围为由多层扁平细胞呈同心圆排列而形成的被囊。

（六）运动终板（示教）

1. 取材 猫的肋间肌撕片。

2. 染色 氯化金镀染法。

3. 高倍镜观察 骨骼肌呈紫红色，神经纤维呈黑色。它的末端形成爪状分支，贴附在骨骼肌纤维的表面，两者共同构成运动终板。

（七）大脑

1. 取材 猴的大脑。

2. 染色 HE。

3. 肉眼观察 标本凹凸不平的一侧，为脑回和脑沟，其表面着色较深的是皮质，中央着色较浅的为髓质。

4. 低倍镜观察

(1) 软脑膜：为紧贴大脑表面的薄层结缔组织，富含血管。

(2) 皮质(灰质)：由许多大小、形状不一的神经细胞和神经胶质细胞构成。皮质的神经元分层排列，由外向内分为六层，但在 HE 染色标本中，分层不甚明显。

1) 分子层：染色较浅，神经元胞体小且数量少。

2）外粒层：主要为粒细胞，胞体较小。锥体细胞少。

3）外锥体层：有很多中、小型的锥体细胞。

4）内粒层：粒细胞多，锥体细胞少。

5）内锥体层：有较多的大锥体细胞。

6）多形层：靠近髓质，有较多体积大的梭形的细胞。

（3）髓质（白质）：主要由染成红色的神经纤维和神经胶质细胞构成。

5. 高倍镜观察　选择一较大且完整的锥体细胞观察。胞体呈锥体形，锥顶朝向皮质层表面，其主干树突自锥顶伸出。胞质中含有尼氏体，胞核大而圆。

（八）小脑

1. 取材　狗的小脑。

2. 染色　HE。

3. 肉眼观察　呈叶片状，各叶片的表面为薄层粉红色的结构，深面为紫色结构，两者共同组成皮质，皮质深面的浅紫色结构为髓质。

4. 低倍镜观察　分辨皮质、髓质及皮质的三层结构。皮质表面厚而色浅的为分子层；靠近髓质，厚而色深的为粒层；两层之间有一排大神经元的胞体，为浦肯野细胞层。髓质位于皮质深部，染色最浅，与皮质界限清楚，主要由无髓神经纤维构成。

5. 高倍镜观察　重点观察皮质。

（1）分子层：细胞较少，主要由无髓神经纤维构成。

（2）浦肯野细胞层（梨状神经元层）：由一排浦肯野细胞组成。胞体大，呈梨状，染色较深，核大，核仁明显。

（3）粒层：主要由大量的粒细胞密集排列而成。粒细胞小而圆，染色较深。

（九）游离神经末梢（示教）

1. 取材　大白鼠的唇。

2. 染色　Ranson 法。

3. 高倍镜观察　表皮细胞呈黄色，神经纤维呈黑色。神经纤维的末端穿插分布于表皮细胞之间。

（十）肌梭（示教）

1. 取材　猫的蹠间肌撕片。

2. 染色　氯化金镀染法。

3. 高倍镜观察　肌梭呈纺锤形，与肌细胞的长轴排列一致。表面有染色浅的结缔组织包裹，内为骨骼肌纤维，有的可见横纹，神经纤维染成黑色，缠绕在肌纤维的周围。

图学练习

______年____月____日　第____周　星期____　记分______

一、读图(10 分)

下面图中的指针各自代表着脊髓横切面的什么样的组织结构？

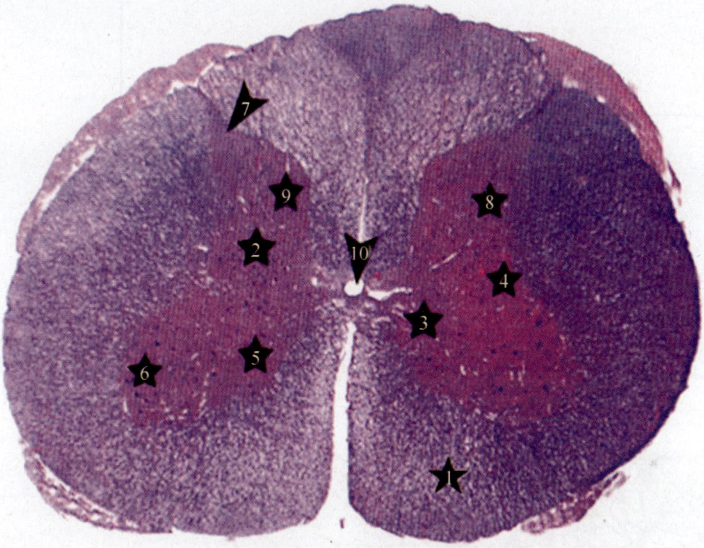

图 5-1　脊髓(横切面)　HE　40×

1. ______　2. ______　3. ______

4. ______　5. ______　6. ______

7. ______　8. ______　9. ______

10. ______

二、绘图(20 分)

请在方格中绘制一个脊髓前角多极神经元，并用线条把图旁文字与图画中的组织结构一一相连起来。

神经元胞体

轴突

细胞核

树突

图 5-2 脊髓前角多极神经元 HE 400×

三、跟我学(60 分)

(一) 神经元(20 分)

1. 神经组织主要由________和________构成。神经细胞又称神经元,神经元具有________________________________的功能。

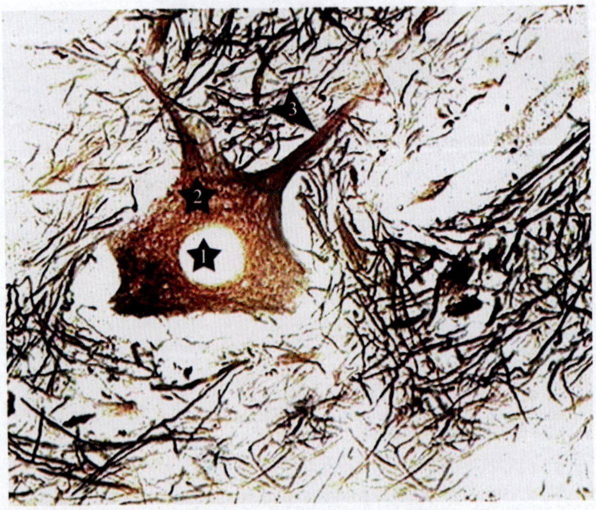

1. ________

2. ________

3. ________

图 5-3 脊髓前角多级神经元 特染 400×

2. 根据神经元突起的数目,将神经元分为________神经元、________神经元、________神经元。

从下列三幅图片中，你能否根据神经元突起的数目，分清楚它们属于哪一类的神经元？

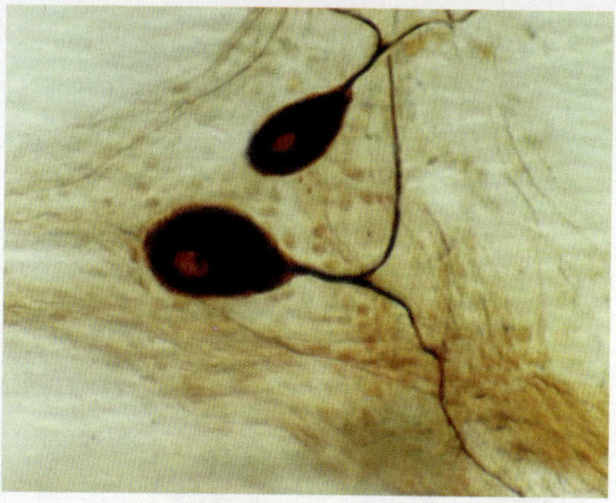

________神经元

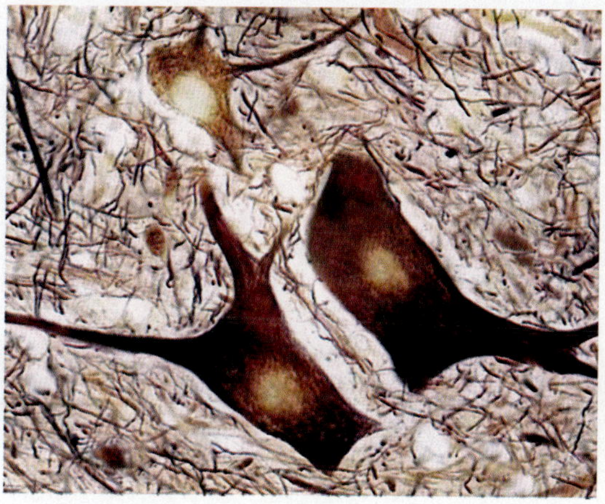

________神经元

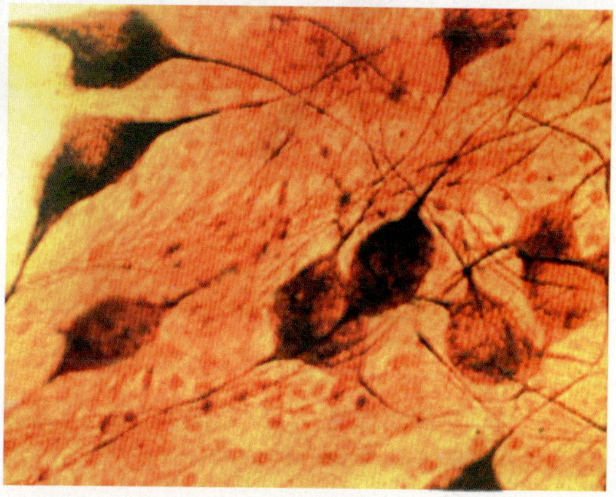

________神经元

图 5-4　神经元　特染　400×

3. 神经元与神经元之间，或神经元与效应细胞之间传递信息的部位称________。

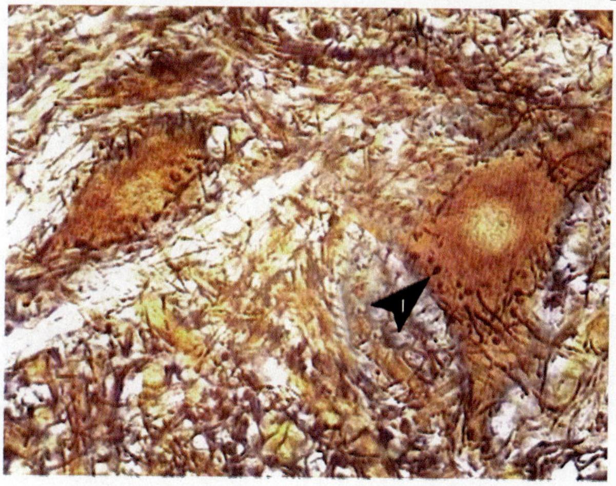

图 5-5 ________ 特染　400×

（二）神经胶质细胞(15 分)

神经胶质细胞分布于神经元之间，对神经元有着________________________________等作用。在中枢神经系统的神经胶质细胞分为________________、________________、________________、________________。在周围神经系统的神经胶质细胞分为________________、________________。

请同学们把下列的图片与其相对应的文字用直线连接起来。

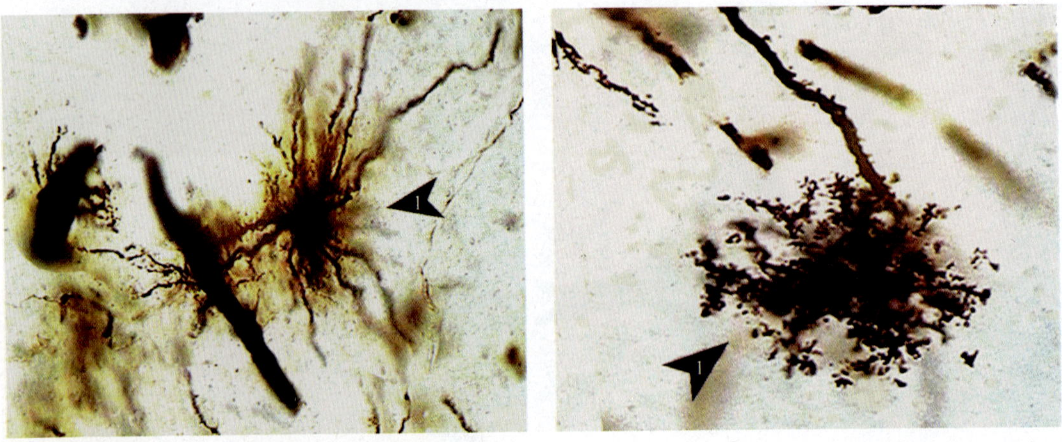

小胶质细胞　　少突胶质细胞　　原浆性星形胶质细胞　　纤维性星形胶质细胞

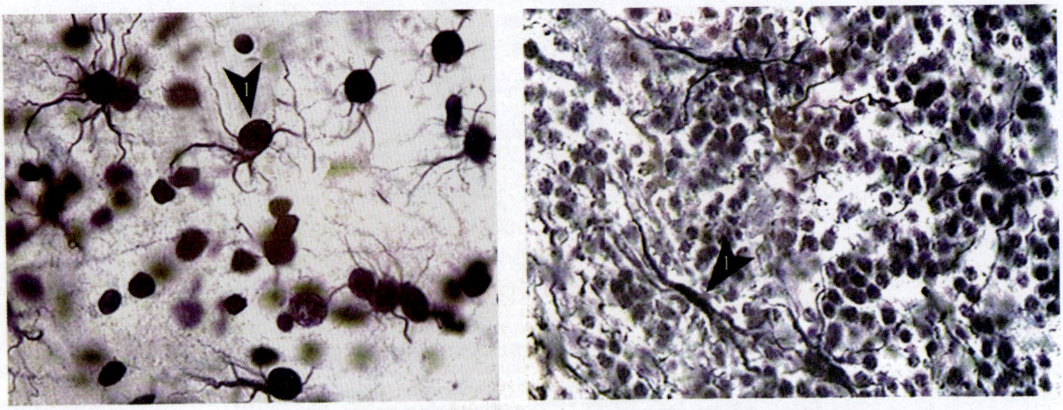

图 5-6　神经胶质细胞　特染　400×

（三）神经纤维（10 分）

由轴索、髓鞘和神经膜构成的神经纤维称为＿＿＿＿＿＿＿＿。轴索周围无髓鞘物质的称为＿＿＿＿＿＿。据题意，看图填空。

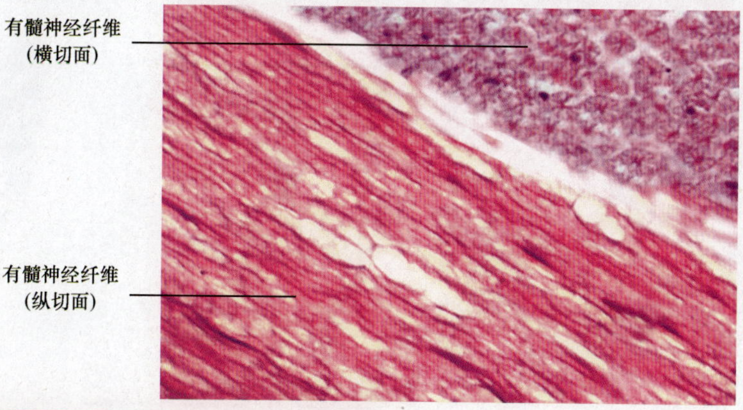

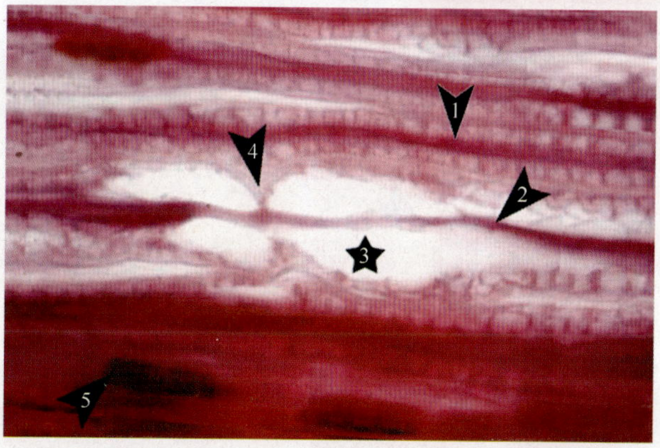

1. ＿＿＿＿＿＿
2. ＿＿＿＿＿＿
3. ＿＿＿＿＿＿
4. ＿＿＿＿＿＿
5. ＿＿＿＿＿＿

图 5-7 ＿＿＿＿＿＿ 特染 400×

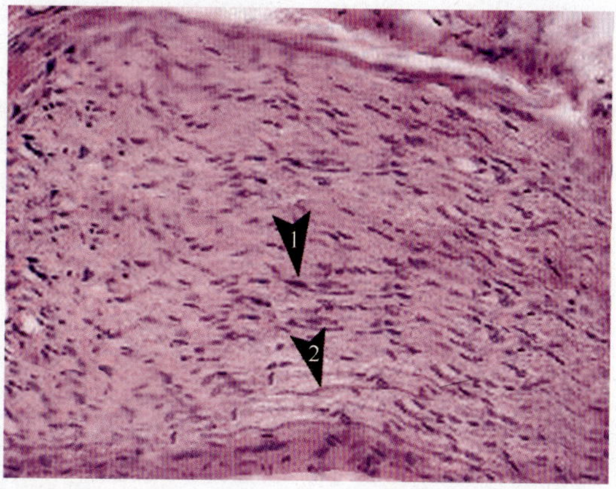

1. ＿＿＿＿＿＿
2. ＿＿＿＿＿＿

图 5-8 ＿＿＿＿＿＿ HE 400×

（四）神经末梢（15 分）

神经末梢分感觉神经末梢和运动神经末梢。感觉神经末梢又分________、________、________、________。运动神经末梢包括________、________。

请同学们在横线上填上组织结构名称。

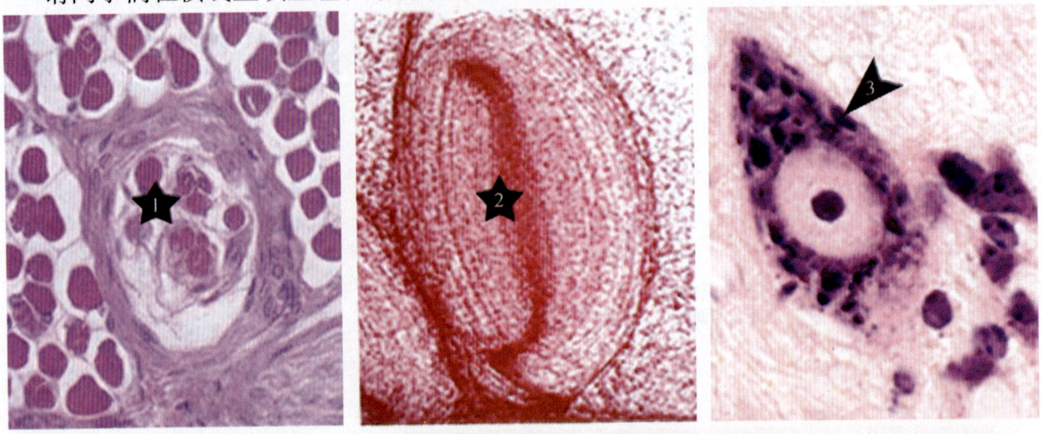

1. ________　2. ________　3. ________

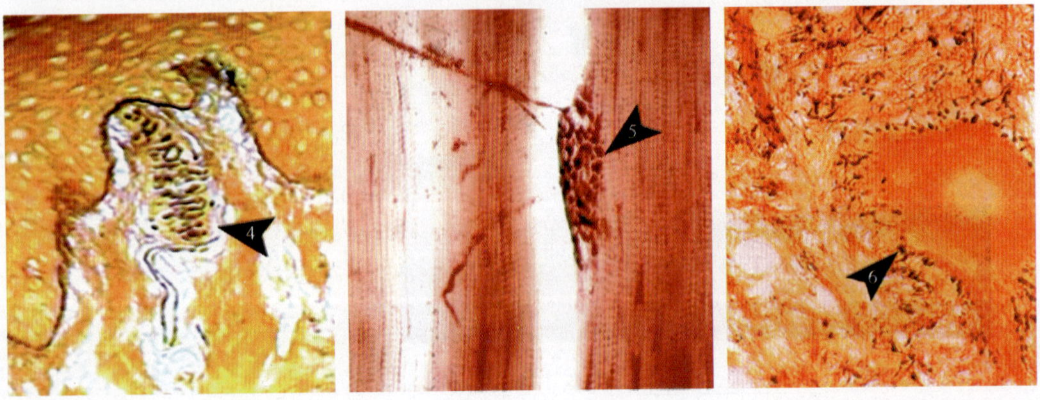

4. ________　5. ________　6. ________

图 5-9　神经组织　特染　100×～400×

四、知道这是什么结构的图吗？（10 分）

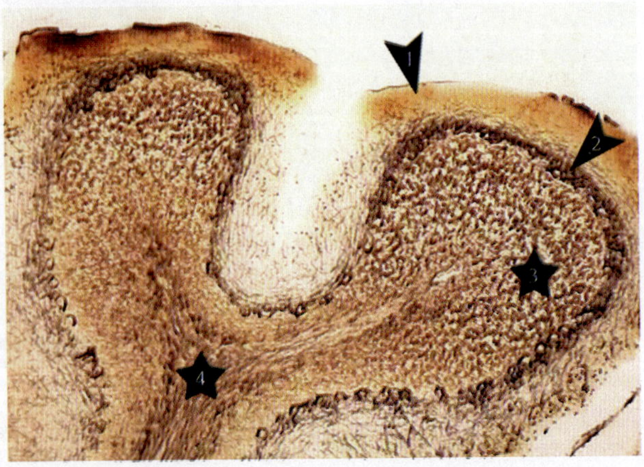

1. ________　2. ________

3. ________　4. ________

图 5-10　小脑皮质　银染　40×

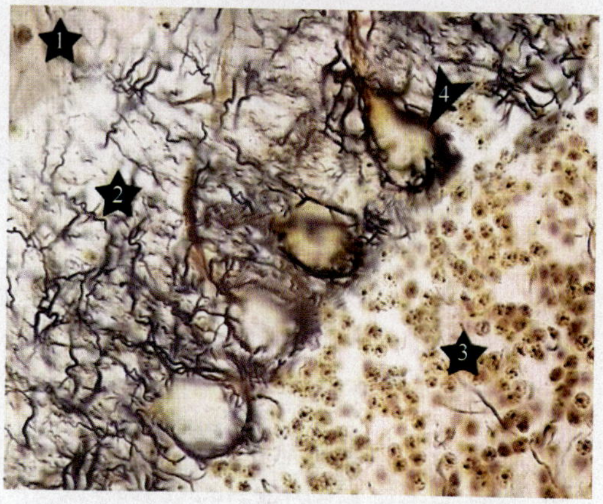

1. ______ 2. ______

3. ______ 4. ______

图 5-11 小脑皮质 银染 400×

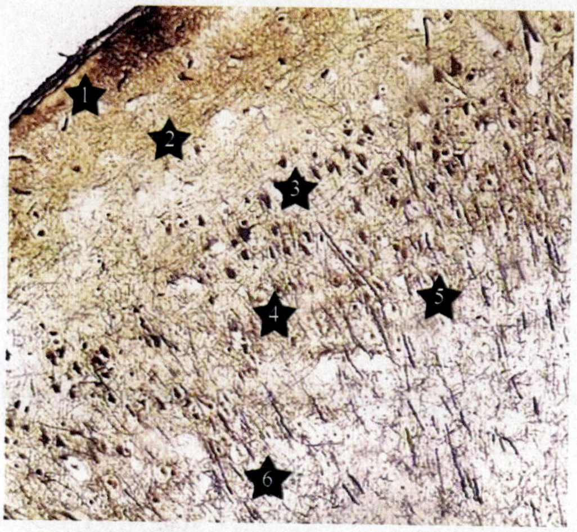

图 5-12 大脑皮质 银染 40×

1. ______ 2. ______

3. ______ 4. ______

5. ______ 6. ______

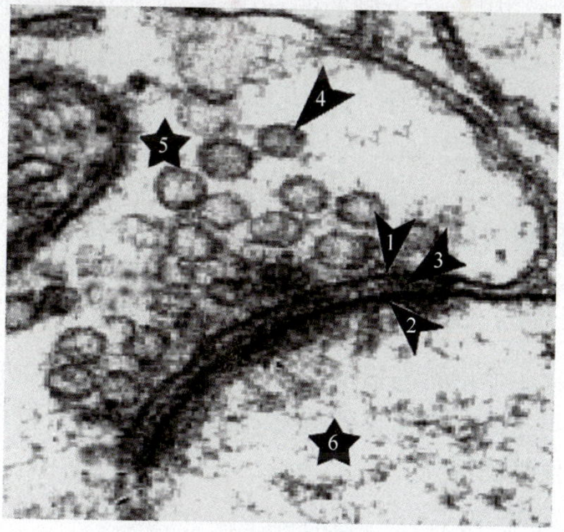

1. ______ 2. ______

3. ______ 4. ______

5. ______ 6. ______

图 5-13 突触透射镜像 1000×

指导老师：______

______年______月______日

实验六　循 环 系 统

一、实验目的与要求

1. 掌握血管壁的分层。
2. 掌握大、中、小动脉壁的结构特点。
3. 熟悉毛细血管的结构特征与分类。
4. 熟悉心壁的结构与心传导系的组成。
5. 了解静脉壁的结构。

二、实验内容与方法

（一）中动脉与中静脉

取材：狗的中动脉和中静脉。

染色：HE。

肉眼观察：有两个较大的血管横断面，其中一个管腔圆而规则，管壁较厚的为中动脉；另一个管壁塌陷管腔大而不规则，管壁较薄的为中静脉。

1. 中动脉

(1) 低倍镜观察：分清内膜、中膜和外膜三层结构。

内膜：为近管腔的一层，较薄，腔面被覆内皮，内皮下层极薄。与中膜交界处有一层折光性较强，呈波浪状，染成淡红色的内弹性膜。

中膜：较厚，由十几或更多层环行平滑肌组成。平滑肌排列较紧密，肌间有少量胶原纤维和弹性纤维。

外膜：厚度与中膜相近，由疏松结缔组织构成。近中膜处有外弹性膜为界，但不及内弹性膜明显，其外有排列疏散的弹性纤维，呈不规则的小条状。外膜中还有营养血管和神经。

(2) 高倍镜观察：进一步逐层观察其细微结构。

2. 中静脉

低倍转高倍镜观察：管壁较中动脉薄，亦可分三层，但不如中动脉明显。中膜较薄，环行平滑肌少而排列疏松，但结缔组织成分较多。外膜较中膜厚，为疏松结缔组织，亦有营养血管和神经。

（二）大动脉

1. 取材　狗的主动脉。

2. 染色　HE。

3. 肉眼观察 管腔大而圆的为大动脉，管壁塌陷致使管腔呈长条形的是大静脉。

4. 低倍镜观察 可分为三层，但分界不明显。

(1) 内膜：最薄，染色较浅，与中膜分界不清。

(2) 中膜：最厚，主要由数十层环行排列的弹性膜组成。

(3) 外膜：较薄，由结缔组织构成。

5. 高倍镜观察

(1) 内膜：分为三层。

1) 内皮：仅见核突向管腔，常有内膜脱落。

2) 内皮下层：较中动脉厚，含胶原纤维、弹性纤维及平滑肌纤维。

3) 内弹性膜：有数层，与中膜的弹性膜相连，故与中膜无明显的界限。

(2) 中膜：有大量的弹性膜，呈波浪形，着粉红色，折光性强。其间夹有环行的平滑肌纤维，其核呈杆状。

(3) 外膜：外弹性膜不明显，在结缔组织中含营养血管和神经的断面。

(三) 小动脉与小静脉

1. 取材 狗的食管。

2. 染色 HE。

3. 肉眼观察 标本是食管的横切面，管腔内表面呈紫蓝色为复层扁平上皮，外周呈红色是肌层，两者之间着色浅为疏松结缔组织，在该处找小动脉和小静脉观察。

4. 低倍镜观察 寻找伴行的小动脉和小静脉的横切面观察。小动脉管壁厚，管腔小而圆，小静脉管壁薄，管腔大而不规则，而且有许多血细胞。

5. 高倍镜观察

(1) 小动脉：

1) 内膜：内皮的核突入腔内，内弹性膜明显(较小的小动脉，内弹性膜薄而不明显)。

2) 中膜：主要由数层环行排列的平滑肌组成。

3) 外膜：由结缔组织构成，与器官内的结缔组织相连续，无外弹性膜。

(2) 小静脉：

1) 内膜：很薄，仅见一层内皮，内层下层不明显。

2) 中膜：少量平滑肌纤维或无平滑肌纤维。

3) 外膜：薄，与周围结缔组织不易区别。

(四) 心脏

1. 取材 羊的心脏。

2. 染色 HE。

3. 肉眼观察 标本为心脏壁的一部分，一侧平滑的为心外膜。

4. 低倍镜观察 心壁可分为三层。心肌膜与心外膜的区别是，心内膜内由致密结缔组织及染色浅、体积大的浦肯野细胞组成，心外膜的结缔组织中有脂肪细胞及较多的神经束。

5. 高倍镜观察

(1) 心内膜:

1) 内皮:胞核呈扁圆形。

2) 内皮下层:为致密结缔组织。

3) 心内膜下层:由疏松结缔组织组成。有的部位含浦肯野细胞(束细胞),直径较心肌纤维粗,胞质丰富,染色浅,有1～2个核居中央,横纹不明显。

(2) 心肌膜:由心肌构成,由于肌纤维呈螺旋状排列,故可见纵、横、斜行等各种切面。其间有丰富的毛细血管和少量的结缔组织。

(3) 心外膜:由外表面的间皮(常脱落)和间皮下薄层结缔组织构成,其中含血管、神经和脂肪组织。

(五) 毛细血管

1. 取材　羊的心脏。

2. 染色　HE。

3. 低倍镜观察　在心肌膜寻找心肌的纵切面和横切面,由于毛细血管顺心肌行走方向排列,故毛细血管的纵切面应在心肌纵切面之间观察,而毛细血管横切面则在心肌横切面之间观察。

4. 高倍镜观察

(1) 毛细血管纵切面:管径小,管腔内只可容纳1～2行血细胞通过。管壁薄,主要由一层内皮构成,其核呈椭圆形,顺血管长轴排列。

(2) 毛细血管横切面:管壁由2～3个内皮细胞围成,也可只有一个内皮细胞围成呈指环状,内皮细胞核因收缩关系突入管腔,腔内有1～2个血细胞。

(六) 微动脉与微静脉(示教)

1. 取材　兔的肠系膜。

2. 染色　HE。

3. 低倍镜观察　有粗细不等的微血管及毛细血管网。

(1) 微动脉:管径较细,管壁较厚,管壁上的平滑肌纤维的核呈长圆形,排列密而整齐并与管之长径垂直。

(2) 微静脉:与微动脉平行,管径稍粗,管壁较薄,只有断续的平滑肌纤维核。

图学练习

______年____月____日　　第____周　　星期____　　记分______

一、读图(25 分)

下列是一组心脏系列的镜下观图片，据题意，我们采取循序渐进的方法，完成下列的各项要求。

1. 用线条把左边的文字与图片中结构相连接，并在横线上填上其结构名称。

心肌膜

心外膜

心内膜

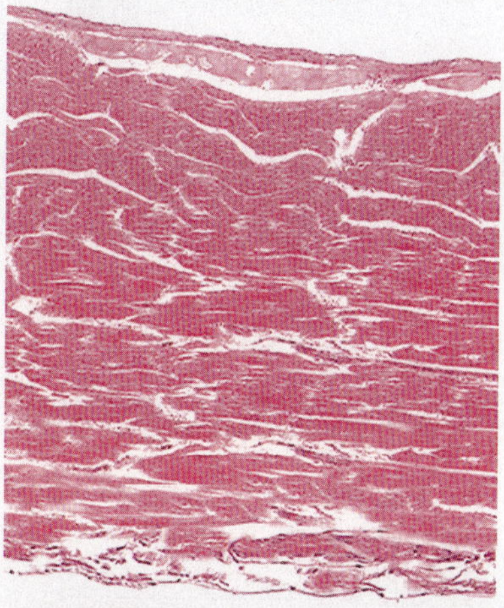

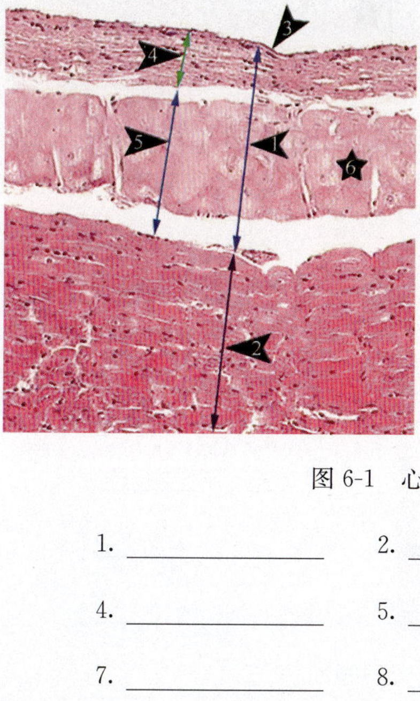

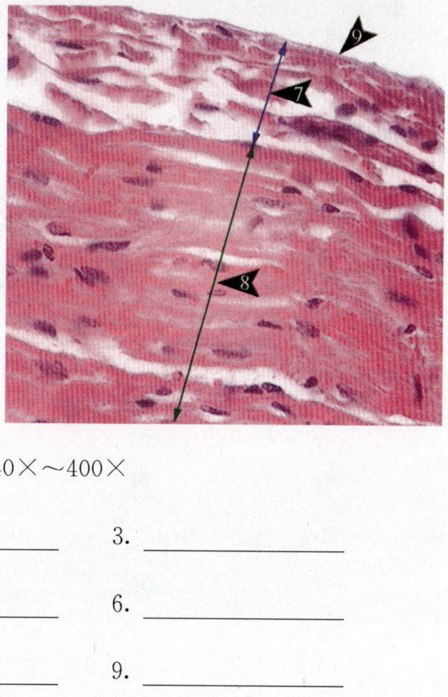

图 6-1　心脏　HE　40×～400×

1. ______________　2. ______________　3. ______________

4. ______________　5. ______________　6. ______________

7. ______________　8. ______________　9. ______________

2. 这是一组血管的镜下观图片，据题意，在横线上填上它的结构名称。

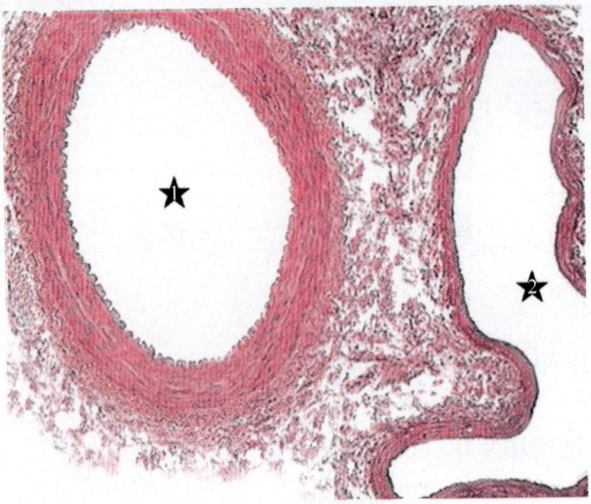

1. ________________
2. ________________

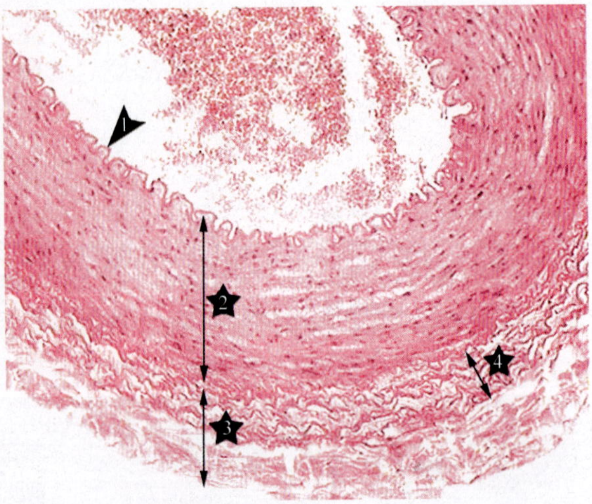

1. ________________
2. ________________
3. ________________
4. ________________

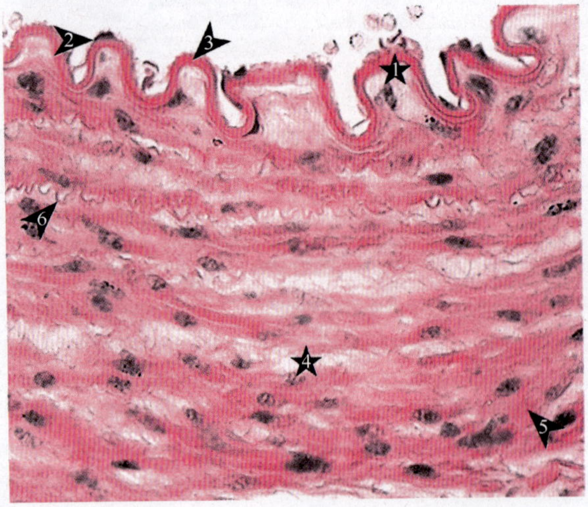

1. ________________
2. ________________
3. ________________
4. ________________
5. ________________
6. ________________

图 6-2 血管 HE 40×～400×

二、看图填空(25 分)

下列是四种血管管壁横切面，请在图形中间的横线上填上血管的名称。

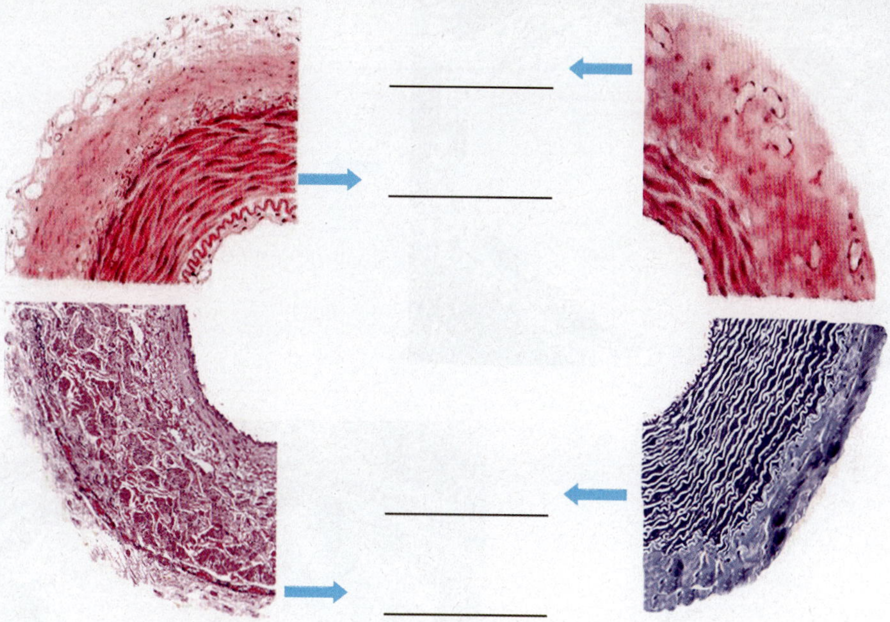

图 6-3　血管　HE、特染　40×～100×

1. ________________

2. ________________

3. ________________

4. ________________

5. ________________

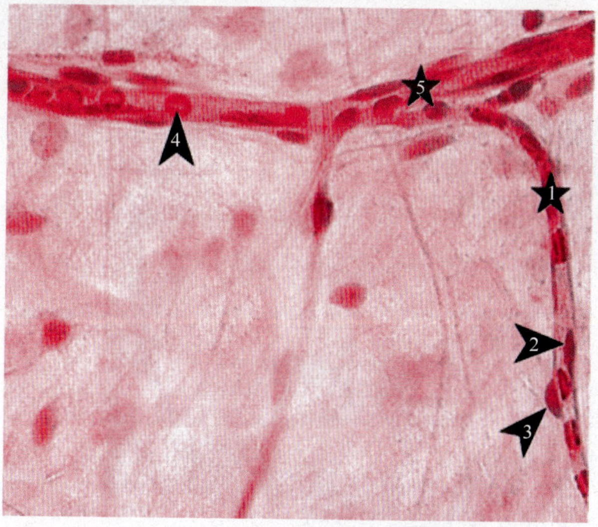

图 6-4　毛细血管　HE　400×

三、电镜图像实训练习(10 分)

根据三种不同毛细血管电镜像的结构特点,判断它属哪一类型的毛细血管。

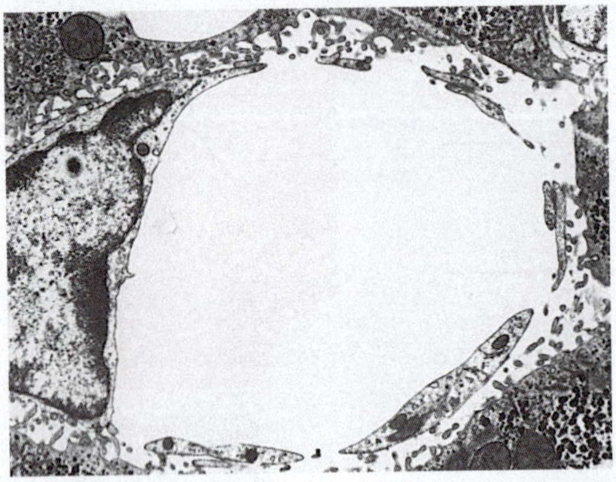

→ ________________

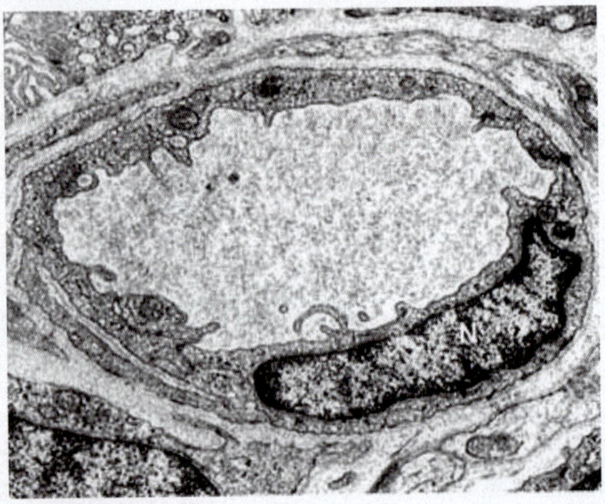

← ________________

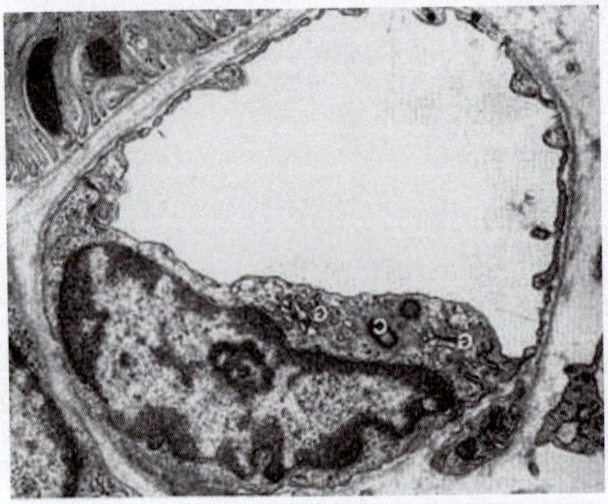

→ ________________

图 6-5 毛细血管透射像 1000×

四、综合分析(40 分)

这是哪类血管？你知道吗？请正确填入横线上，并在表 6-1 内填上其形态特征。

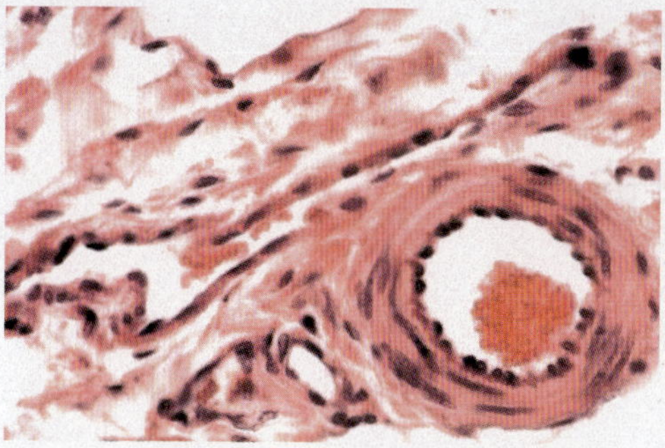

1. ________________

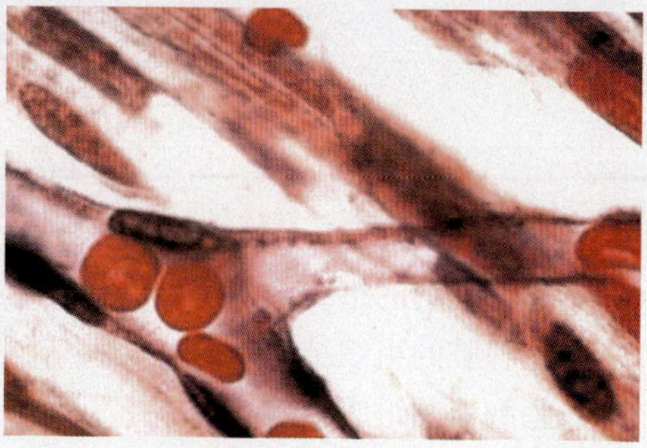

2. ________________

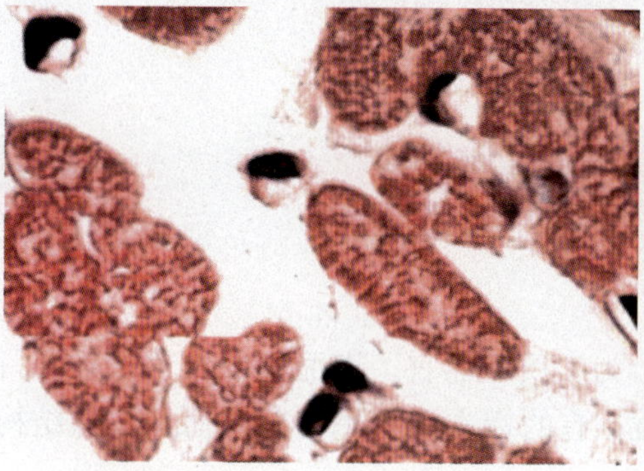

3. ________________

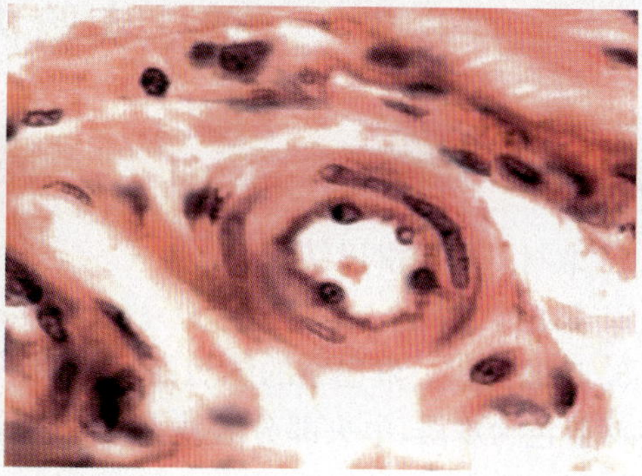

4. ________________

图 6-6　血管　HE　400×

表 6-1　血管的形态特征

		小动脉	微动脉	毛细血管
内膜	内皮			
	内皮下层			
	内弹性膜			
中膜	平滑肌			
	弹性膜			
外膜	外弹性膜			

指导老师：________________

______年______月______日

实验七　免疫系统

一、实验目的与要求

1. 掌握淋巴结的组织结构。
2. 掌握脾脏的组织结构。
3. 熟悉胸腺的组织结构。
4. 了解扁桃体的结构。

二、实验内容与方法

(一) 淋巴结

1. 取材　猫的淋巴结。

2. 染色　HE。

3. 肉眼观察　淋巴结的纵切面呈椭圆形，为实质性器官。表面染成红色是被膜，被膜下着深蓝色为皮质，中央部分着浅蓝色为髓质。有的标本在一侧有凹陷而无皮质结构，为淋巴结门。

4. 低倍镜观察

(1) 被膜和小梁：表面由薄层致密结缔组织构成的被膜，被膜组织伸入实质成为小梁，各种切面的小梁被染成红色，其内面可有血管断面。有的标本可见淋巴结门，其内有脂肪组织、小血管和输出淋巴管的断面。

(2) 皮质：位于被膜的深面。

1) 淋巴小结：是由密集淋巴组织构成的圆形或椭圆形结构，多个，成单层排列，分布于皮质浅层。淋巴小结的周围部着色较深，中央部着色较浅，称为生发中心。

2) 胸腺依赖区(副皮质区)：为分布于淋巴小结之间和皮质深层的弥散淋巴组织，其边界不明显。

3) 皮质淋巴窦(皮窦)：分布于被膜与淋巴组织之间以及小梁与淋巴组织之间。皮窦较窄小，结构疏松，染色较浅。

(3) 髓质：位于皮质的深层，与皮质无明显的界限。

1) 髓索：是由密集的淋巴组织构成，呈不规则的条索状，粗细不等。

2) 髓质淋巴窦(髓窦)：分布于髓索与髓索之间以及髓索与小梁之间。髓索较大，容易分辨。

5. 高倍镜观察

(1) 皮质：

1) 淋巴小结：周围部为密集的小淋巴细胞，核小，染色较深。胞质少而着色浅。中央的生发中心主要由网状细胞、巨噬细胞、中淋巴细胞和大淋巴细胞等组成(不必区分),由于细胞着色浅,故生发中心着色淡。

2) 胸腺依赖区:主要由小淋巴细胞组成。

(2) 髓质:着重观察髓窦。窦壁由扁平的内皮细胞围成,核扁,胞质少,紧贴髓索及小梁表面。窦内的网状细胞有突起呈星形,彼此相连;核较大,为圆形,着色浅,核仁明显;胞质染粉红色。窦内的巨噬细胞较大,呈卵圆形或不规则形;核较小,染色较深;胞质较多,染成红色。有的细胞的胞质含吞噬的异物。

(二) 脾脏

1. 取材 人的脾脏。

2. 染色 HE。

3. 肉眼观察 在标本的一侧的表面有染成红色的被膜。被膜的下面是实质,其大部分呈红紫色,为红髓;在红髓之间有散在分布的呈深蓝紫色椭圆形和条索状的是白髓。

4. 低倍镜观察

(1) 被膜和小梁:由较厚的致密结缔组织构成。被膜组织伸入实质形成小梁,其中可有血管断面。

(2) 白髓:染成深蓝色,由密集淋巴组织构成。散在分布,呈圆形、椭圆形或条索状。

(3) 红髓:分布于白髓之间。由脾索和脾窦构成。脾索染成红色,呈条索状,脾索之间的狭窄空隙为脾窦。

5. 高倍镜观察

(1) 被膜和小梁:被膜的致密结缔组织中含弹性纤维和平滑肌纤维。被膜的表面覆盖间皮。实质中有小梁的各种断面,其内有时可见管腔较大的小梁动脉或小梁静脉的横断面。

(2) 白髓:

1) 动脉周围淋巴鞘:是围绕中央动脉周围的弥散淋巴组织,呈长筒状,可见各种切面。中央动脉管壁的内膜有内皮和内弹性膜,中膜有1~2层平滑肌环绕。淋巴组织以小淋巴细胞为主。

2) 脾小结:为脾内淋巴小结,位于动脉周围淋巴鞘的一侧。脾小结内可有中央动脉分支的断面,并常见有生发中心。

(3) 红髓:

1) 脾窦(血窦):为不规则的腔隙,窦壁内皮细胞附于脾索,呈长杆状,可见它的各种分支的断面,含核的胞体向窦腔内隆起。窦腔内有少量血细胞。

2) 脾索:位于脾窦之间,呈不规则或条索状,主要由网状组织构成,网膜中含各种血细胞、巨噬细胞等,不必分辨。

(三) 胸腺

1. 取材 狗的胸腺。

2. 染色 HE。

3. 肉眼观察 标本一侧稍隆起的表面呈浅红色为被膜，它伸入胸腺内形成小叶间隔，将实质分成许多胸腺小叶。各小叶的周边着深蓝紫色为皮质，中央着色较浅为髓质。

4. 低倍镜观察

(1) 被膜和小叶间隔：表面薄层结缔组织为被膜，它伸入胸腺实质为小叶间隔，将胸腺分成许多大小不等、不完全分割的胸腺小叶。

(2) 皮质：位于小叶的周边部分，淋巴细胞多而密集，着色较深。

(3) 髓质：位于小叶的中央部分，与皮质无明显界限。其内细胞较少而排列稀松，故着色较浅。由于皮质未完全包裹小叶，相邻小叶的髓质彼此相连。有的髓质内可见大小不一、染成粉红色的椭圆形小体，称为胸腺小体。

5. 高倍镜观察

(1) 皮质：主要由大量密集的淋巴细胞(胸腺细胞)和少量的上皮性网状细胞组成。淋巴细胞核染色深，胞质很少。上皮性网状细胞核较大，呈椭圆形，染色浅，胞质着浅红色。

(2) 髓质：主要由较多的上皮性网状细胞和较少的淋巴细胞组成。细胞排列较分散。胸腺小体呈椭圆形或不规则形，由多层扁平的上皮性网状细胞围成(注意胸腺小体与血管横切面相区别)。小体中央的细胞已变性，胞核消失，胞质呈红色均质状，或崩解成碎片，结构不清；小体外层的细胞核清楚，呈新月形。

(四) 扁桃体(示教)

1. 取材 狗的腭扁桃体。

2. 染色 HE。

3. 肉眼观察 标本的一侧着紫红色且向扁桃体内部凹陷，此为表面的黏膜上皮；另一侧为底面，由粉红色的被膜包裹。上皮深面有成片着紫色的为淋巴组织。

4. 低倍镜观察

(1) 黏膜：由复层扁平上皮和固有层组成。

1) 上皮和隐窝：表面为复层扁平上皮。有的部位上皮向下方结缔组织凹入，形成较深的隐窝。

2) 固有层：位于上皮深面，结缔组织较少，内含黏液腺。在隐窝周围固有层内，有许多淋巴小结和弥散淋巴组织，淋巴小结可见有生发中心。

(2) 被膜：位于扁桃体的底面，由致密结缔组织构成。

图学练习

_____年_____月_____日　第_____周　星期_____　记分______

一、跟我学(60 分)

免疫系统是由_____________、_____________和_____________组成。其中,淋巴细胞分为四类:即_____________、_____________、_____________和_____________。

淋巴结中的淋巴小结主要由________细胞构成;而脾动脉周围淋巴鞘主要由________构成。

(一) 胸腺(10 分)

胸腺实质的主要细胞为大量的_______________和少量的_______________。请根据图 7-1、图 7-2 胸腺图片,完成填空。

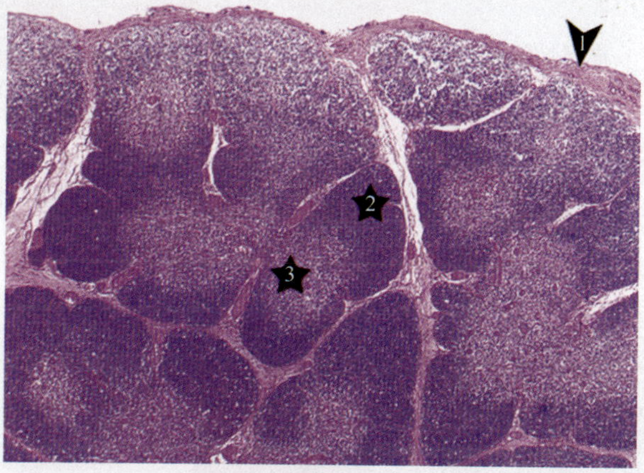

1. _______________

2. _______________

3. _______________

图 7-1　胸腺　HE　40×

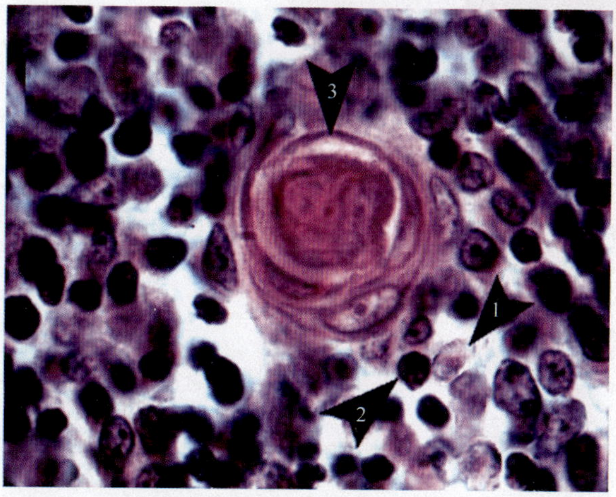

1. _______________

2. _______________

3. _______________

图 7-2　胸腺　HE　400×

胸腺的功能是：

①胸腺上皮细胞分泌多种激素是：______________、______________、______________和______________。

②培育选择______________。

（二）淋巴结(20 分)

除了淋巴结的一般结构外，淋巴结的实质部分是由浅层的______________和深层的______________组成。那么，同学们，下面是一系列有关淋巴结的问题，你能做得出来吗？好的，试一试吧！

据题意：

1. 将图 7-3 中的文字对照相应的组织结构名称用线条一一连接起来。

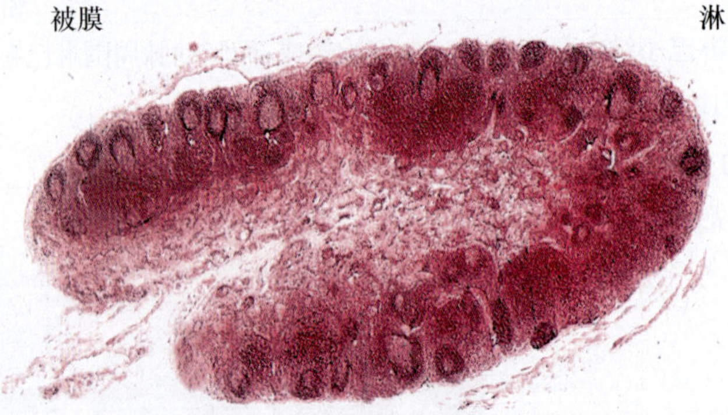

图 7-3 淋巴结整体观 HE 40×

2. 填空

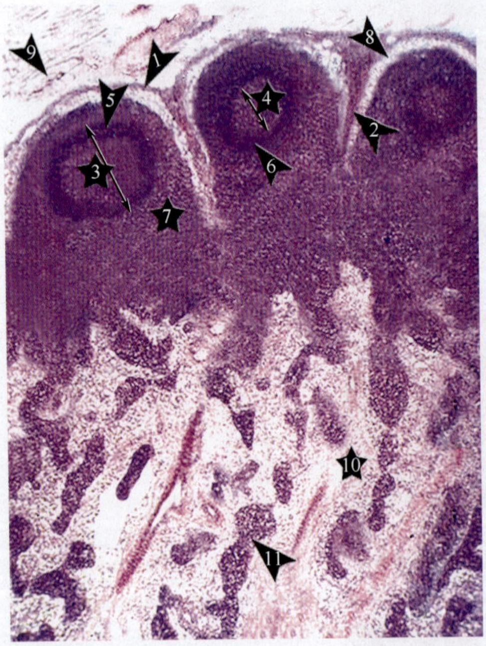

图 7-4 淋巴结 HE 100×

1. ______________ 2. ______________

3. ______________ 4. ______________

5. ______________ 6. ______________

7. ______________ 8. ______________

9. ______________ 10. ______________

11. ______________

（三）脾(20分)

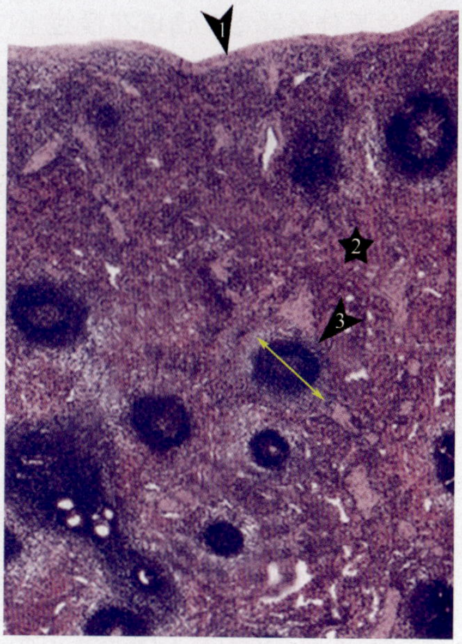

图7-5 脾 HE 40×

1. ________________

2. ________________

3. ________________

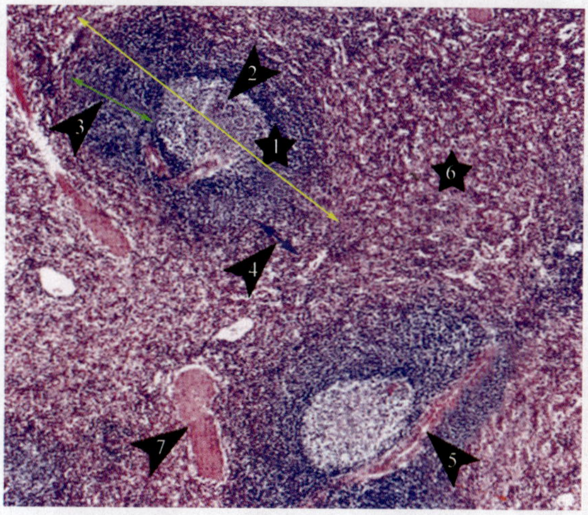

图7-6 脾 HE 400×

1. ________________

2. ________________

3. ________________

4. ________________

5. ________________

6. ________________

7. ________________

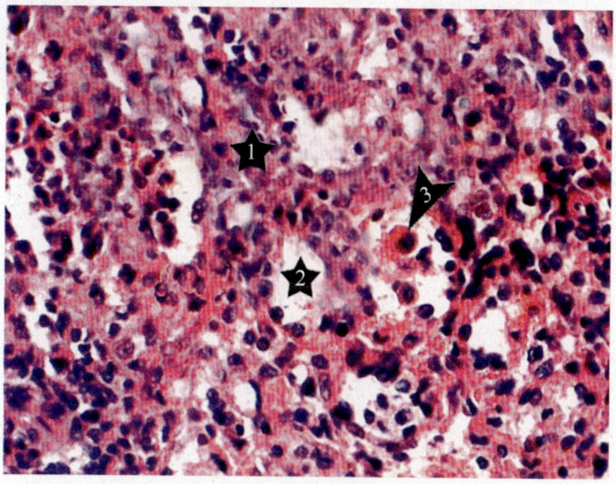

图7-7 脾 HE 400×

1. ________________

2. ________________

3. ________________

二、这是什么器官？请填在横线上(20 分)

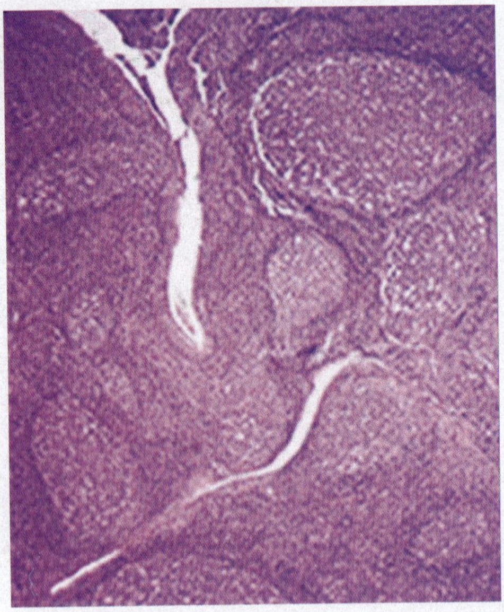

1. ________________

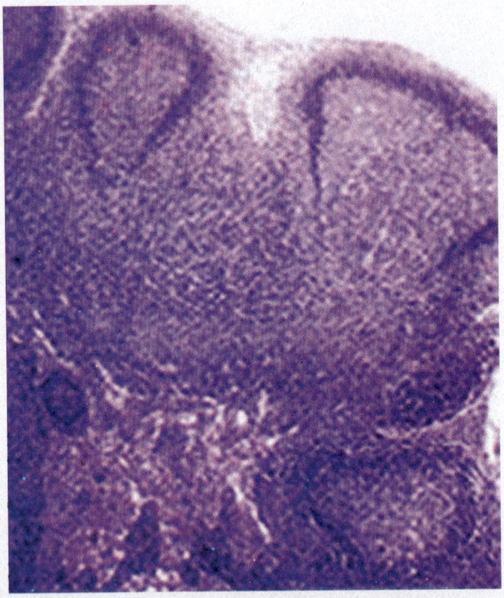

2. ________________

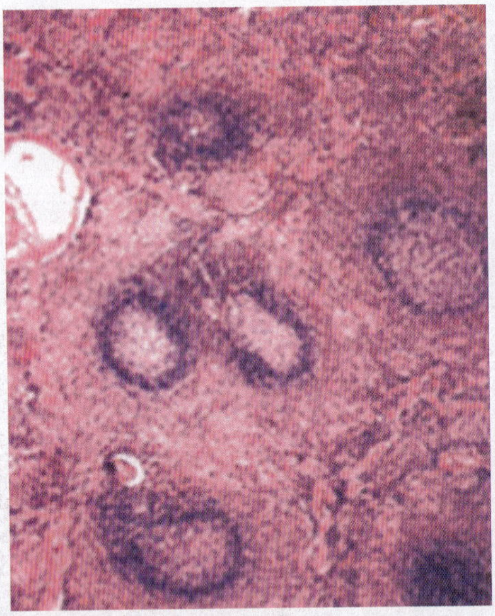

3. ________________

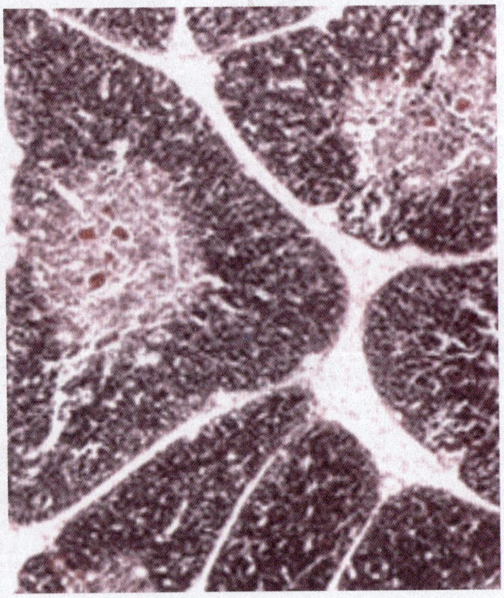

4. ________________

图 7-8　免疫器官　HE　40×

三、综合分析(20 分)

图 7-9 为抗原刺激与速发型变态反应演示图，请同学们根据题意在横线上填上正确答案。

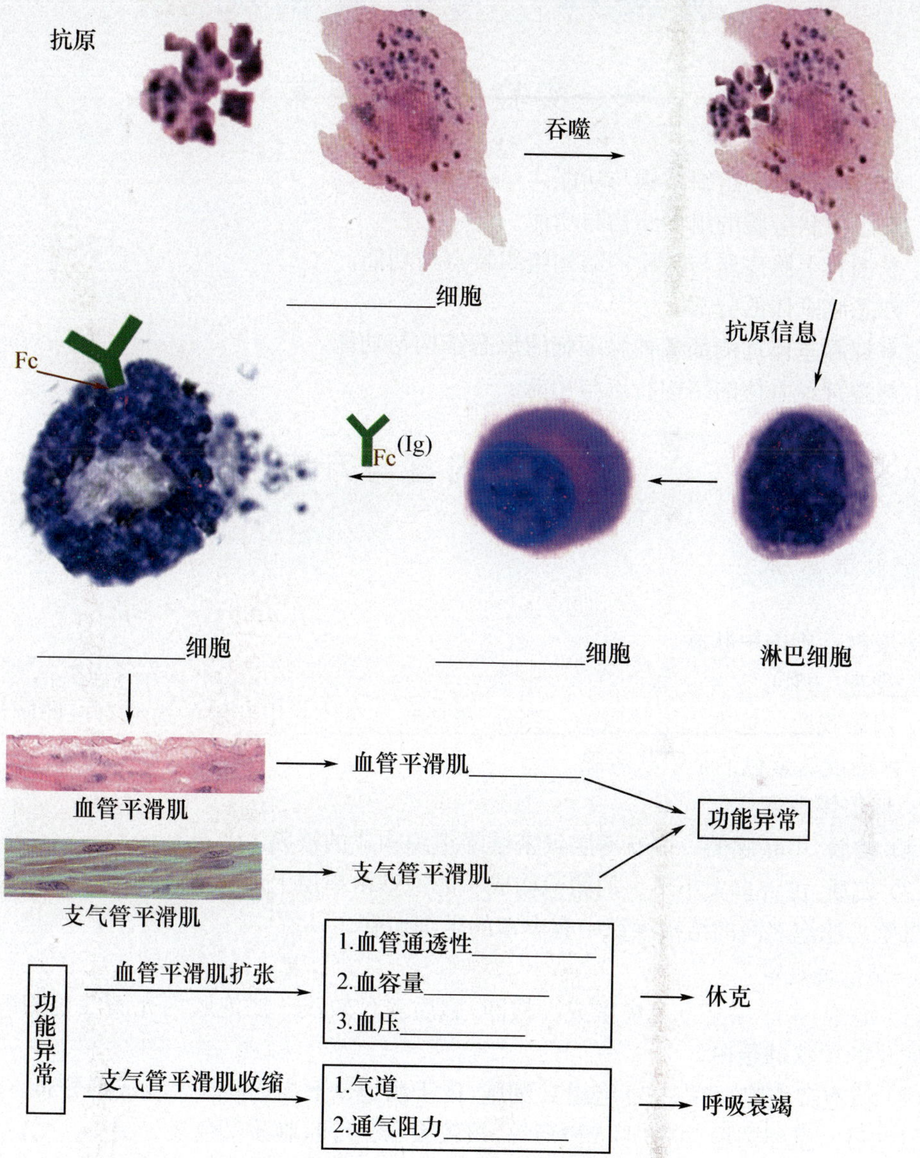

图 7-9 抗原刺激与速发型变态反应演示图

指导老师：________________

______年______月______日

实验八　内分泌系统

一、实验目的与要求

1. 掌握甲状腺的组织结构与功能。
2. 熟悉甲状旁腺的组织结构与功能。
3. 掌握肾上腺皮质与髓质的结构组织特点与功能。
4. 熟悉脑垂体的分部。
5. 掌握腺垂体远侧部各种腺细胞的形态结构与功能。
6. 熟悉神经垂体的结构特点与功能。

二、实验内容与方法

（一）甲状腺

1. 取材　狗的甲状腺。

2. 染色　HE。

3. 肉眼观察　标本为甲状腺的一部分，染成粉红色。在甲状腺的边缘有一卵圆形的小块组织被染成蓝紫色的是甲状旁腺。

4. 低倍镜观察

（1）被膜：甲状腺的一侧有薄层致密结缔组织构成的被膜。

（2）实质：由许多大小不一的滤泡构成。滤泡壁由单层上皮构成，滤泡腔内充满红色的均质胶质。滤泡之间的结缔组织中有丰富的毛细血管。

5. 高倍镜观察

（1）滤泡：由单层立方上皮围成。核圆，胞质着色较浅。滤泡腔内充满红色的胶质，是一种碘化的甲状球蛋白。

（2）滤泡旁细胞：又称亮细胞或C细胞，位于滤泡壁上皮之间单个或成群分布。体积较大，形状多样，呈卵圆形、多边形或梭形等，核较大，着色浅，胞质染色浅。

（二）甲状旁腺

1. 取材　狗的甲状旁腺。

2. 染色　HE。

3. 肉眼观察　甲状腺边缘一蓝紫色的卵圆形小块组织。

4. 低倍镜观察

（1）被膜：由薄层结缔组织组成。

(2) 实质：腺细胞密集排列成索或成团，其间有少量结缔组织和丰富的毛细血管。

5. 高倍镜观察　腺细胞有两种。

(1) 主细胞：数量很多。细胞呈多边形，由于制片时胞质收缩，细胞界限不清楚。核圆，染色较浅。

(2) 嗜酸性细胞：数量少，单个或成小群分布于主细胞之间，较主细胞大，核小且染色深，胞质呈嗜酸性。

(三) 肾上腺

1. 取材　猫的肾上腺。

2. 染色　HE。

3. 肉眼观察　周围染色浅及其深面染色较深的为皮质，中央部染色浅黄，内有明显腔隙，为髓质。

4. 低倍镜观察

(1) 被膜：位于外表面，由结缔组织构成。

(2) 皮质：由于细胞排列不同，依次分为三带。三带之间无明显界限，而是逐渐过渡的。

1) 球状带：位于被膜下，较薄，腺细胞排列成团。

2) 束状带：位于球状带的深面，最厚，腺细胞排列成条索状。

3) 网状带：位于束状带的深面，较薄，腺细胞排列成索且相互吻合成网。

(3) 髓质：位于中央，较薄，与网状带分界常不整齐。髓质细胞被染成黄褐色，故又称嗜铬细胞。细胞排列成索或团状，并相互连接成网，还有管腔较大的中央静脉或其属支。

5. 高倍镜观察

(1) 皮质：

1) 球状带：细胞较小，呈矮柱状或多边形，核圆，染色深，胞质染色略深，内含空泡小且少。细胞团之间有血窦。

2) 束状带：细胞较大，呈多边形，胞质内充满脂滴，故呈泡沫状，核染色较浅。细胞索间有血窦。

3) 网状带：细胞小，呈不规则形，有些细胞核固缩，染色深，胞质含脂滴较少。细胞索吻合成网，网眼内有血窦。

(2) 髓质：

1) 嗜铬细胞：胞体较大，呈多边形，胞质含黄褐色的嗜铬颗粒（由于固定液内含铬盐，胞质内的颗粒可被铬盐染成黄褐色），核圆，染色浅。细胞索或团之间有血窦。

2) 交感神经节细胞：为多极神经元，数量少，单个或 2～3 个成群散在于髓质。

3) 中央静脉：管腔大，管壁厚薄不匀，由于纵行平滑肌多成束排列所致。

(四) 脑垂体

1. 取材　猫的脑垂体。

2. 染色　HE。

3. 肉眼观察　标本为椭圆形，染色深的是远侧部，染色浅的为神经部。两者之间有一裂隙相分隔。

4. 低倍镜观察　分辨远侧部、神经部和中间部的位置及结构。

(1) 远侧部(前叶)：腺细胞密集排列成索或团状，其间有丰富的血窦。

(2) 神经部(后叶)：被染成浅红色的神经纤维多，细胞成分较少。

(3) 中间部：位于裂隙的后壁，紧贴神经部，为一狭长区域。腺细胞排列成滤泡状或索状、团状等。

5. 高倍镜观察

(1) 远侧部：根据胞质的染色不同，腺细胞分为三种。

1) 嗜酸性细胞：胞体较大，细胞界限清楚，胞质染成红色。细胞数量较多。

2) 嗜碱性细胞：胞体最大，细胞界限不清楚，胞质染成紫蓝色。细胞数量较少。

3) 嫌色细胞：胞体最小，细胞排列成团，由于胞质少且染色很浅，故细胞界限不明显。细胞数量最多。

(2) 神经部：有大量被染成浅红色的无髓神经纤维，其间散在的细胞核为神经胶质细胞核；还有大小不一的圆形或卵圆形被染成粉红色的均质小块，称为赫林体；有较丰富的血窦。

(3) 中间部：由单层立方或矮柱状细胞围成滤泡，腔内有红色胶质。滤泡周围有嫌色细胞和嗜碱性细胞。

图学练习

______年____月____日 第____周 星期____ 记分______

一、读图(20 分)

下列是何种组织器官？请把组织器官的名称填在图片下的横线上。

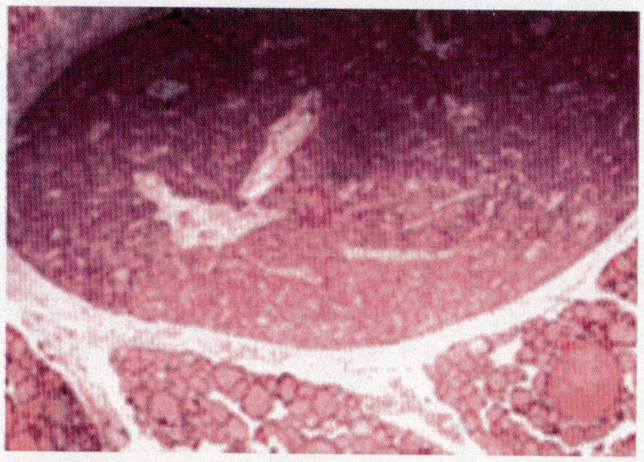

A. ______________

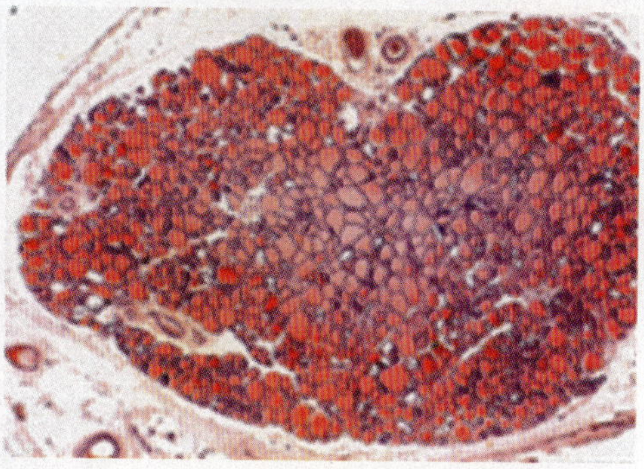

B. ______________

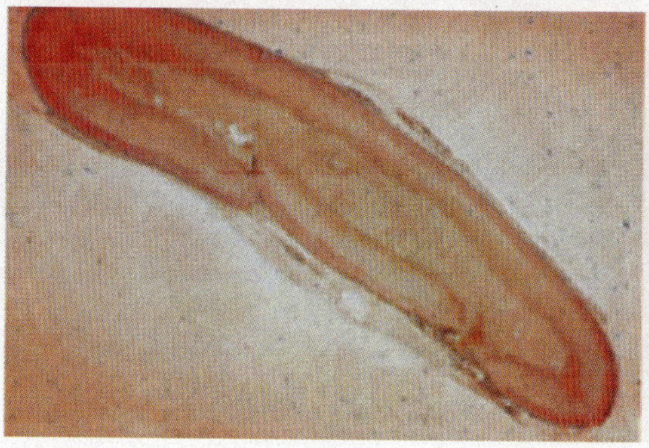

C. ______________

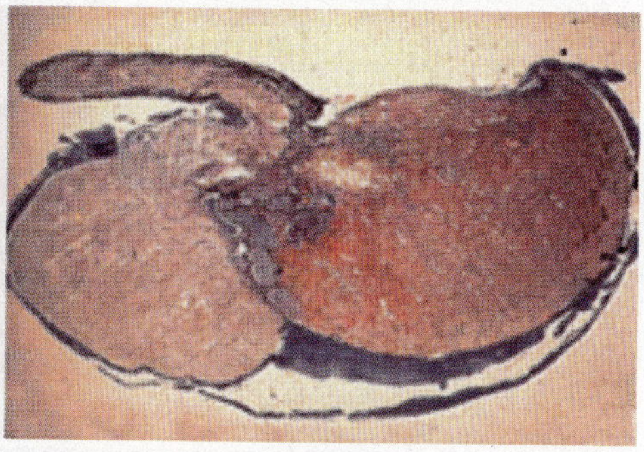

D. ______________

图 8-1 内分泌器官 HE 40×

二、跟我学(80 分)

(一) 甲状腺与甲状旁腺(20 分)

甲状腺是人体内最大的内分泌腺，其实质是大量的由单层立方上皮围成囊泡状的______________、______________与______________组成。甲状腺滤泡上皮合成分泌______________，它能促进机体新陈代谢、生长、发育及神经兴奋性。因此，甲状腺激素分泌不足导致幼儿______________和成人______________；如分泌过多引起______________；分布于滤泡间或滤泡上皮细胞间的滤泡旁细胞分泌______________；其功能______________。现在，请同学们认一认下列有关甲状腺方面的图片。

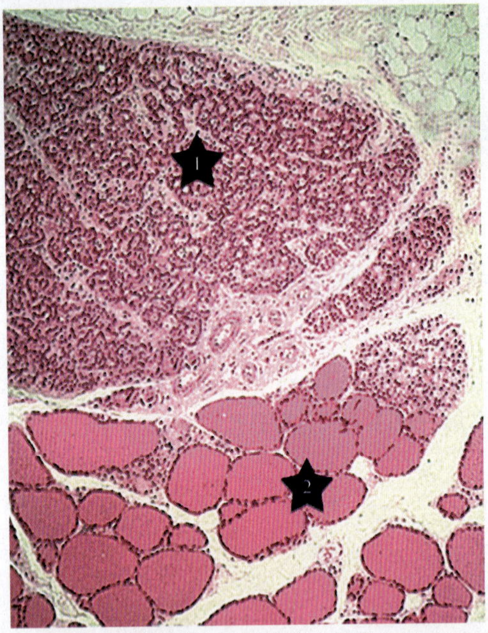

图 8-2 甲状腺与甲状旁腺 HE 40×

1. ______________

2. ______________

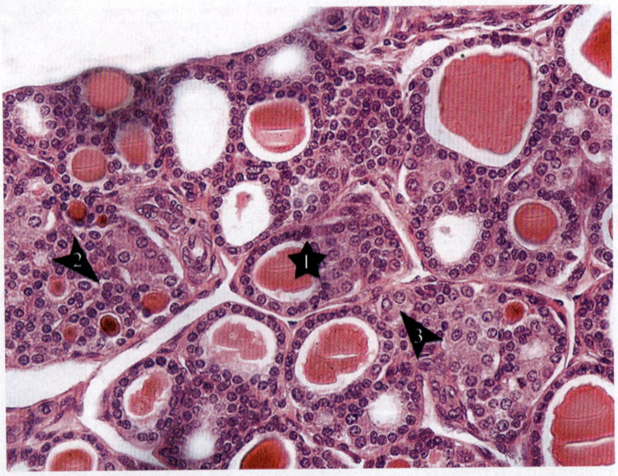

图 8-3 甲状腺 HE 100×

1. ______________

2. ______________

3. ______________

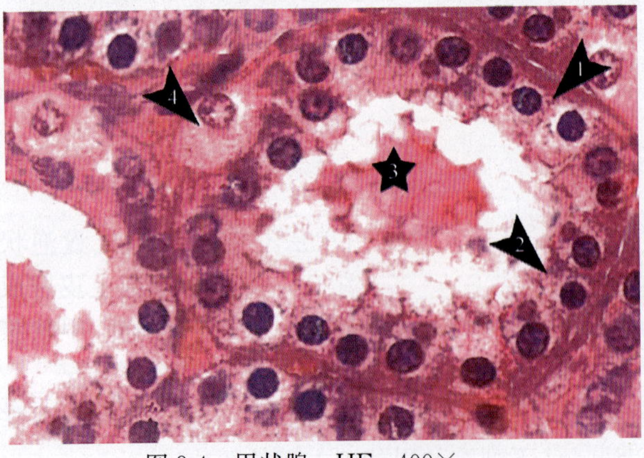

图 8-4 甲状腺 HE 400×

1. ______________

2. ______________

3. ______________

4. ______________

（二）肾上腺(30 分)

图 8-5 中间的图片是一幅肾上腺的低倍镜观，以它为核心，四周是它各层的高倍镜观图片，请你用线条把四周的高倍镜层次图与它低倍镜结构区域一一相连起来。另把它所属的层次填在图片下的横线上，并填上不同层次所分泌的激素名称及功能。

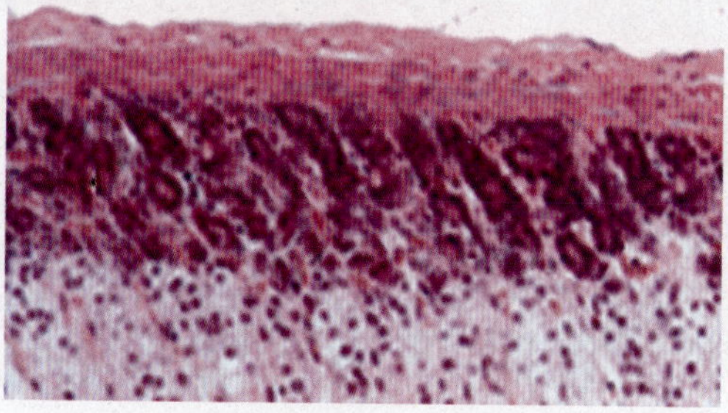

____

分泌的激素：__________

功能：__________

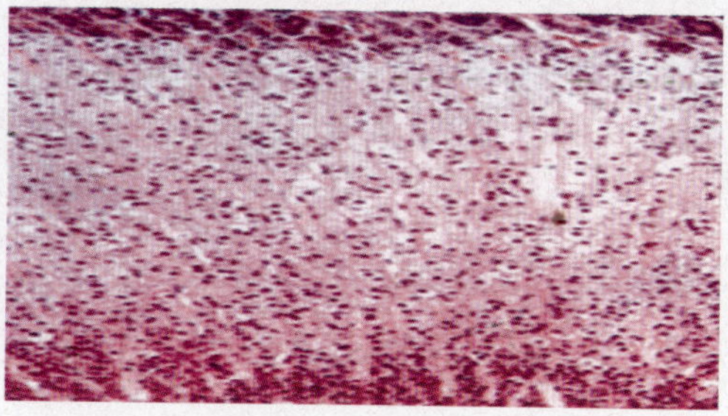

____

分泌的激素：__________

功能：__________

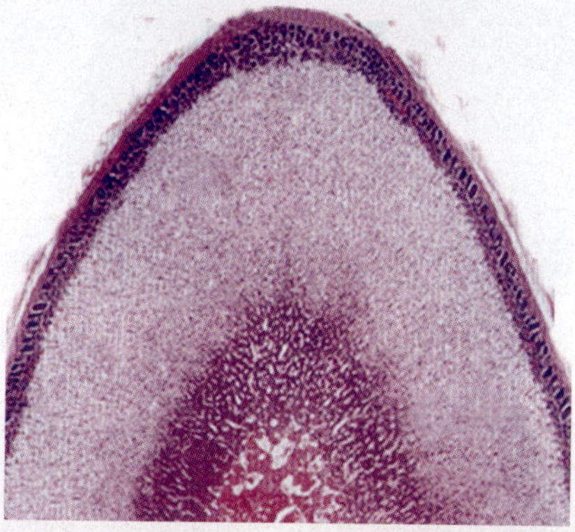

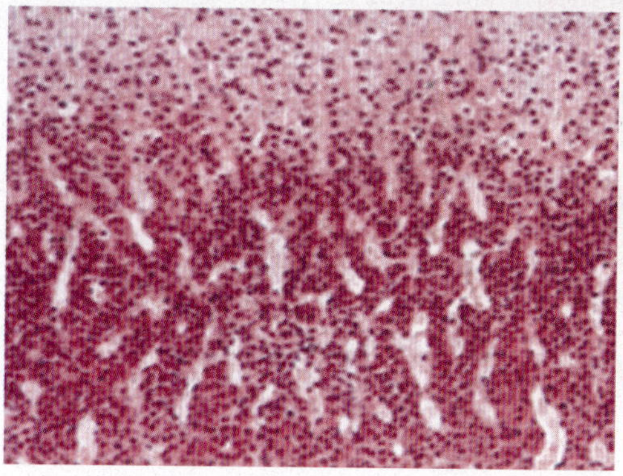

____

分泌的激素：__________

功能：__________

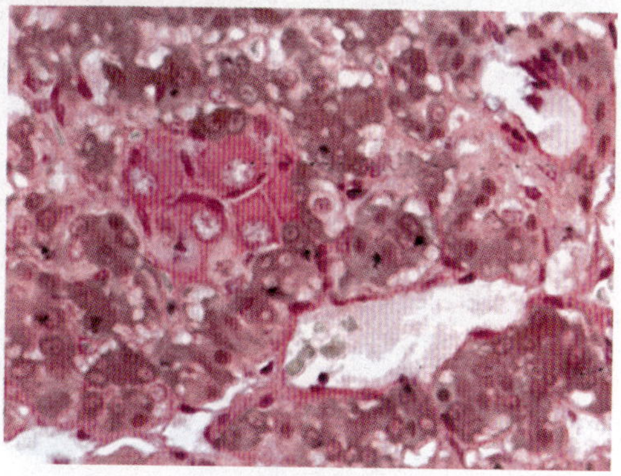

____

分泌的激素：__________

功能：__________

图 8-5 肾上腺 HE 40×～400×

（三）脑垂体（30 分）

1. 你能否在图 8-6A、B、C 图片相应的横线上填上所含的区域，并用线条与脑垂体整体观相对应的部位连接起来？

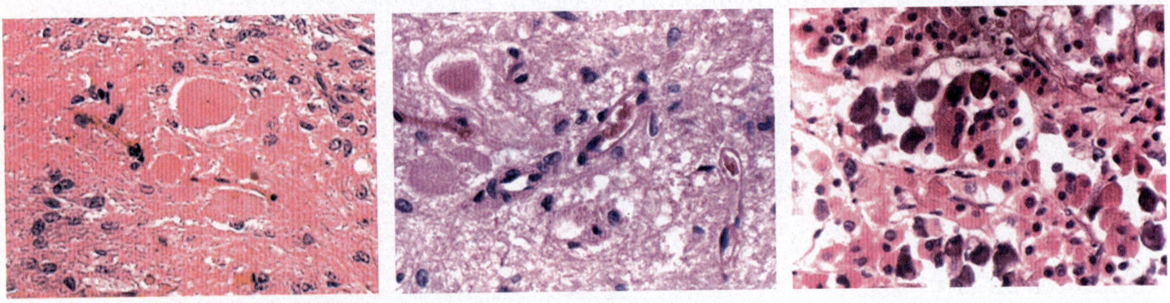

A. ____________ B. ____________ C. ____________

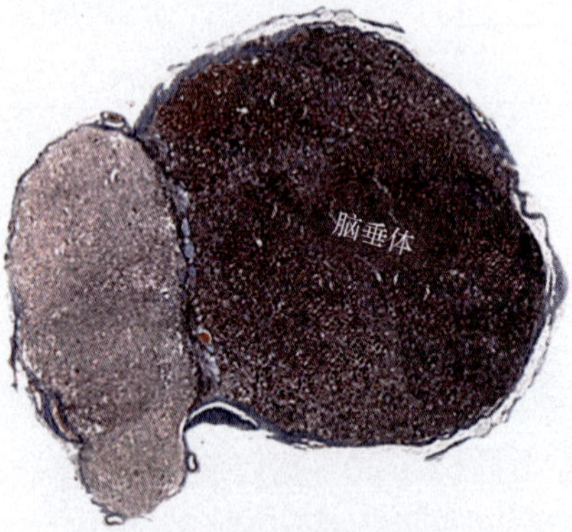

图 8-6　脑垂体　HE　40×、400×

2. 图 8-7 是脑垂体远侧部高倍镜观，你能说出图中标注指的是什么细胞吗？

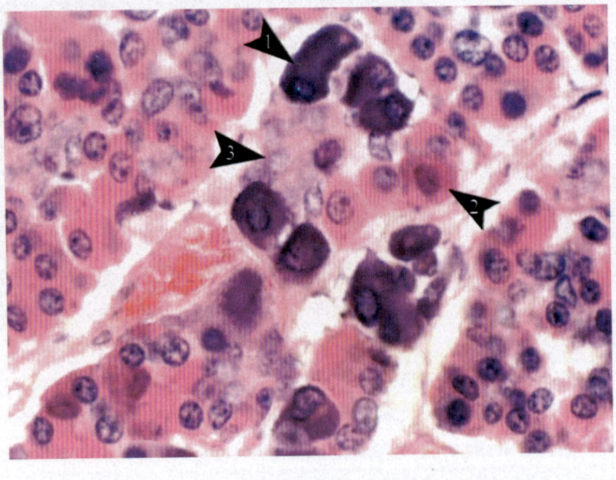

1. ____________

2. ____________

3. ____________

图 8-7　脑垂体远侧部　HE　400×

3. 根据图 8-7 脑垂体远侧部的高倍镜观，完成下列填空。

(1) 嗜酸性细胞：占远侧部细胞总数的 40%左右。

1) 内含________________细胞，分泌________________激素。

功能：____。

分泌不足 → ________________；

分泌过多 → 儿童：________________，成人：________________。

2) 内含________________细胞，分泌________________激素。

功能：____。

(2) 嗜碱性细胞：占远侧部细胞总数的 40%左右。

1) 内含________________细胞，分泌________________激素；

2) 内含________________细胞，分泌________________激素；

3) 内含________________细胞，分泌________________激素、________________激素、________________激素。

指导老师：______________

______年______月______日

实验九　消　化　管

一、实验目的与要求

1. 掌握消化管壁的分层及变化规律。
2. 了解牙的基本结构。
3. 熟悉舌的基本结构,了解味蕾分布位置及组成。
4. 熟悉食管壁的结构。
5. 低倍镜下分清胃壁的层次结构,重点掌握胃底腺的组成及细胞的功能。
6. 掌握三种小肠黏膜的各自不同的结构特征。
7. 掌握阑尾壁的微细结构及重要的临床意义。
8. 熟悉结肠壁的结构。

二、实验内容与方法

(一) 牙磨片(示教)

1. 取材　人的牙。

2. 染色　未染。

3. 肉眼观察　标本为牙的纵磨面。牙分为牙冠、牙根和牙颈三部分。牙的组织结构分为:

(1) 釉质:覆于牙冠表面,呈黄色。

(2) 牙本质:占牙的大部分,为牙的主体,色浅。

(3) 牙骨质:包在牙根和牙颈的表面,为一薄层牙骨质,难以分辨。

(4) 牙髓腔:为牙中轴的小空隙。

4. 低倍镜观察

(1) 釉质:呈浅黄色,纵行的细纹为釉柱。

(2) 牙本质:深色粗细不一的平行小管为牙小管。

(3) 牙骨质:较薄,似骨组织,但无哈弗斯系统,骨陷窝少。

(二) 舌(示教)

1. 取材　狗舌的界沟处。

2. 染色　HE。

3. 肉眼观察　标本一侧的边缘起伏不平是舌的背面,着蓝紫色的为黏膜上皮,深面着浅红色的为结缔组织,染红色的是舌肌。

4. 低倍镜观察

(1) 黏膜：由复层扁平上皮和固有层组成。复层扁平上皮的表层未完全角化，可见细胞核；固有层由结缔组织组成。黏膜表面由许多隆起即为舌乳头。

1) 丝状乳头：呈圆锥形，顶尖底宽，若乳头被斜切，则不见顶部尖突起。

2) 轮廓乳头：乳头顶面平坦，两侧黏膜向下凹陷成沟，沟外黏膜再向上隆起形成廓。乳头侧壁与沟的外侧壁有味蕾分布，呈卵圆形，染色浅。轮廓乳头沟底附近有味腺为浆液腺，胞质被染成红紫色。

(2) 舌肌：位于黏膜深面，厚，由于骨骼肌纤维呈纵行、横行和直行等不同方向排列，故有不同的断面。肌纤维之间有结缔组织和脂肪组织，还有小黏液腺，称为舌腺。

5. 高倍镜观察　着重观察味蕾，可分辨两种细胞。

(1) 味细胞：数量少。细胞呈梭形，较粗大，细胞长轴与上皮表面垂直排列；胞核为椭圆形，着色较深。

(2) 支持细胞：位于味细胞之间和味蕾的周边，呈梭形；胞核大，为椭圆形；胞质和核染色较浅。

(三) 食管

1. 取材　狗的食管。

2. 染色　HE。

3. 低倍镜观察　由腔面依次向外观察。

(1) 黏膜：上皮为未角化复层扁平上皮，很厚。上皮基底部不平整，可见染色浅淡的结缔组织乳头的横切面。固有层为细密结缔组织，内有小血管与食管腺导管，导管上皮为复层，外周常有淋巴细胞聚集，黏膜肌层为一层较厚的纵行平滑肌。

(2) 黏膜下层：为疏松结缔组织，内有食管腺导管，黏液性和混合性的食管腺腺泡及黏膜下神经丛等。

(3) 肌层：为内环、外纵两层，若切到食管上 1/4 为骨骼肌，下 1/2 为平滑肌，中 1/4 为混合型。肌层间有少量结缔组织及肌间神经丛。

(4) 外膜：由疏松结缔组织组成，其中含有较大的血管、神经丛等。

4. 高倍镜观察　黏膜下神经丛或肌间神经丛内可见几个神经元胞体，胞质染成紫蓝色，核大而圆，染色浅，核仁明显。神经元周围有较多无髓神经纤维和神经胶质细胞。

(四) 胃底

1. 取材　狗的胃底。

2. 染色　HE。

3. 肉眼观察　标本为长条形，着蓝色的部分为黏膜，深面染色浅的是黏膜下层，在其深面被染成红色的为肌层，外表是着色浅的薄层浆膜。

4. 低倍镜观察　分清胃壁的四层。

(1) 黏膜：表面由单层柱状上皮覆盖，有许多较浅的上皮凹陷即胃小凹。上皮下为固有层，内有大量排列紧密的胃底腺，由单层上皮围成。腺体之间的结缔组织少，而胃小凹之间较多。固有层深面是黏膜肌层，由两层平滑肌组成，呈内环、外纵行排列。

(2) 黏膜下层：位于黏膜肌深面，由疏松结缔组织组成，内含血管等。

(3) 肌层：较厚，由三层平滑肌构成，呈内斜、中环、外纵行排列，在环行与纵行平滑肌之间有肌间神经丛。

(4) 浆膜：位于肌层外面，由疏松结缔组织和间皮构成。

5. 高倍镜观察　着重观察黏膜层的结构。

(1) 上皮：为单层柱状上皮，顶部胞质充满黏原颗粒不易着色；呈现透明区。

(2) 胃底腺：固有层内有许多不同断面的胃底腺，呈圆形、卵圆形、长条形等，腺腔狭小。选择开口于胃小凹的胃底腺的纵切面观察。

1) 主细胞(胃酶细胞)：数量较多，分布胃底腺的体部和底部。细胞呈矮柱状，胞核圆，位于细胞的基部。胞质呈嗜碱性，顶部胞质呈现空泡状结构，由于酶原颗粒被溶解所致。

2) 壁细胞(盐酸细胞)：较主细胞少，多分布于胃底腺的颈部和体部。胞体较大，呈圆形或三角形，胞核圆，位于细胞的中央，少数有双核，胞质嗜酸性，着深红色。

3) 颈黏液细胞：数量少，分布于胃底腺的颈部，不必分辨。

(五) 十二指肠

1. 取材　猫的十二指肠。

2. 染色　HE。

3. 肉眼观察　标本为十二指肠的横切面，腔面有许多细小的突起为绒毛，根据着色的不同，可分辨管壁的四层。

4. 低倍镜观察　分辨十二指肠管壁的四层。

(1) 黏膜：黏膜表面有许多伸向肠腔的突起，即小肠绒毛，绒毛的纵切面呈叶状，横切面为卵圆形，由上皮和固有层组成。固有层中有不同断面的小肠腺。黏膜肌由内环、外纵两层组成。

(2) 黏膜下层：由疏松结缔组织组成，含小血管、淋巴管及十二指肠腺(属黏液腺)。

(3) 肌层：由内环、外纵两层平滑肌组成。两层之间有少量结缔组织及肌间神经丛。

(4) 浆膜：由疏松结缔组织和间皮构成。

5. 高倍镜观察　着重观察小肠绒毛、小肠腺和十二指肠腺的结构。

(1) 小肠绒毛：覆盖绒毛表面的单层柱状上皮，柱状细胞(吸收细胞)的游离面有细微纹状着亮红色的一层，此为纹状缘(电镜结构如何?)。柱状细胞间夹有空泡状的杯状细胞，胞核位于细胞基部。绒毛的中轴为结缔组织，内有纵行的中央乳糜管(毛细淋巴管)，由内皮构成，管腔较毛细血管大(不易被切到)。还有毛细血管和分散的平滑肌纤维，沿绒毛纵轴排列，还可见到淋巴细胞。

(2) 小肠腺：为单管腺，由相邻绒毛基部之间的上皮下陷到固有层而形成。选择一小肠腺纵切面，并与绒毛的上皮相连续地观察。小肠腺开口于相邻绒毛之间。构成小肠腺的主要细胞有：

1) 柱状细胞：形态与绒毛的柱状细胞相同，位于小肠腺的上半部。

2) 杯状细胞：形态与绒毛的柱状细胞相同，位于小肠腺上半部。

3) 帕内特细胞：猫无帕内特细胞，看示教。

4) 嗜银细胞（内分泌细胞）：需特殊染色显示，看示教。

(3) 十二指肠腺：位于黏膜下层，为复管泡状腺。腺细胞呈矮柱状，胞核圆或扁圆形，靠近细胞基部，胞质着色深，为黏液性腺细胞。腺导管由单层柱状上皮组成，管腔较大，穿过黏膜肌，开口于肠腺之底部。

（六）空肠

1. 取材　猫的空肠。

2. 染色　HE。

3. 肉眼观察　标本为空肠横切面，腔面有许多细小的绒毛，可分辨管壁的四层。

4. 低倍镜观察　分辨管壁四层，观察黏膜和黏膜下层，注意与十二指肠及回肠相区别。

(1) 绒毛：为舌状。绒毛上皮中杯状细胞数量较十二指肠多，但比回肠少。

(2) 淋巴组织：小肠固有层内均含孤立淋巴小结，但以小肠远侧部分为多。

(3) 黏膜下层：无腺体。

（七）回肠

1. 取材　猫的回肠。

2. 染色　HE。

3. 肉眼观察　标本为回肠横切面，腔面有许多细小的绒毛，可分辨管壁的四层，黏膜下层内有一团蓝紫色的为集合淋巴小结。

4. 低倍镜观察　分辨管壁四层，观察黏膜与黏膜下层，注意与十二指肠及空肠相区别。

(1) 绒毛：呈指状。绒毛上皮中杯状细胞多。

(2) 淋巴组织：固有层有数个淋巴小结集合在一起而形成的集合淋巴小结，并可侵入黏膜下层。

(3) 黏膜下层：无腺体。

（八）结肠

1. 取材　人结肠。

2. 染色　HE。

3. 肉眼观察　标本呈长条形，是结肠的纵切面，一侧隆起且表面不平整，染成紫色，此为黏膜，依次可分辨四层。

4. 低倍镜观察　分辨管壁四层，注意与小肠相区别。

(1) 黏膜：无绒毛。固有层充满结肠腺，结肠腺为单管腺，较小肠腺长。在固有层结缔组织中，可有孤立淋巴小结。黏膜肌层由内环、外纵的平滑肌纤维构成。

(2) 黏膜下层：为疏松结缔组织。

(3) 肌层：由内环、外纵的平滑肌纤维构成。

(4) 浆膜:由疏松结缔组织和间皮组成。

5. 高倍镜观察　着重观察黏膜。

(1) 黏膜上皮:单层柱状上皮,柱状细胞的纹状缘不明显,肠上皮之间有大量的杯状细胞。

(2) 结肠腺:主要由柱状细胞和大量的杯状细胞组成,通常无帕内特细胞。

(九) 阑尾

1. 取材　人的阑尾。

2. 染色　HE。

3. 肉眼观察　标本为阑尾横切面,腔狭小。肠壁中部有成片环形的深蓝色区为淋巴组织。

4. 低倍镜观察　管壁结构与结肠相似,重点观察黏膜,阑尾的主要结构特点如下。

(1) 结肠腺短而少。

(2) 肠上皮和结肠腺的杯状细胞较结肠少。

(3) 固有层的淋巴小结和弥散淋巴组织特多,并侵入黏膜下层,与黏膜下层的淋巴组织连成一片。

(4) 黏膜肌层很不完整。

(5) 肌层较薄。

图学练习

______年____月____日　　第____周　　星期____　　记分______

一、看图划线(45分)

根据每题的要求,在图片上用线条画出相应的组织结构区域。

1. 请你在图9-1中用带箭头的直线把食管壁的四层划分出来。(5分)

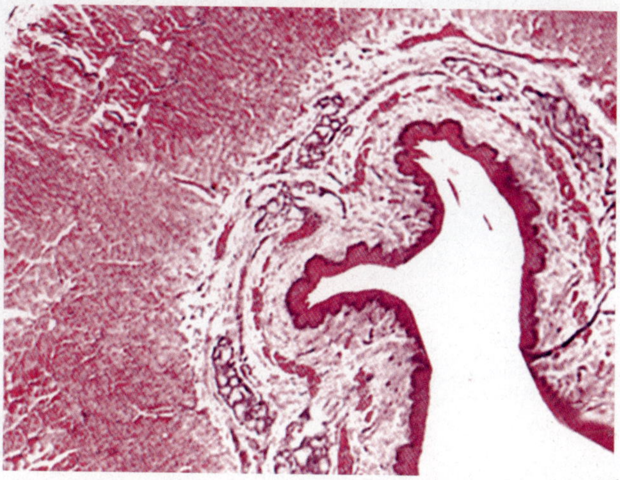

图9-1　食管　HE　40×

2. 下面是一组图片,根据各自的名称与图中的组织结构一一对应并用线条连接起来。(20分)

(1) 丝状乳头　(2) 轮廓乳头　(3) 菌状乳头

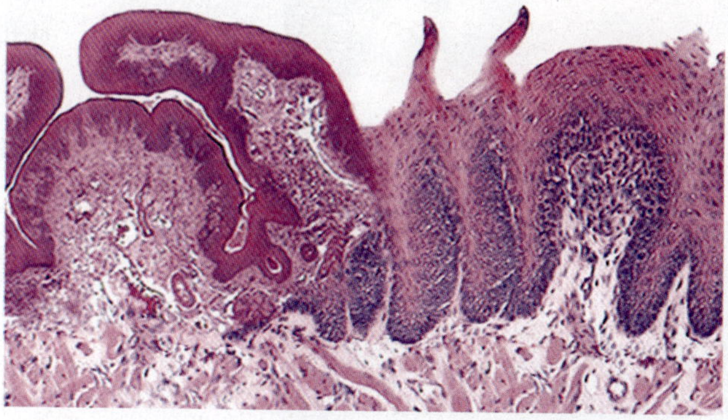

图9-2　舌　HE　40×

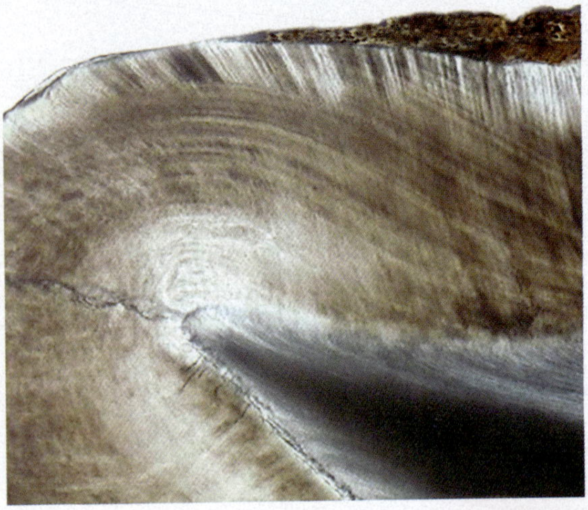

牙本质

牙釉质

釉质生长线

牙骨质

图 9-3　牙根　HE　40×

胃底腺

黏膜下层

肌层

浆膜

黏膜肌层

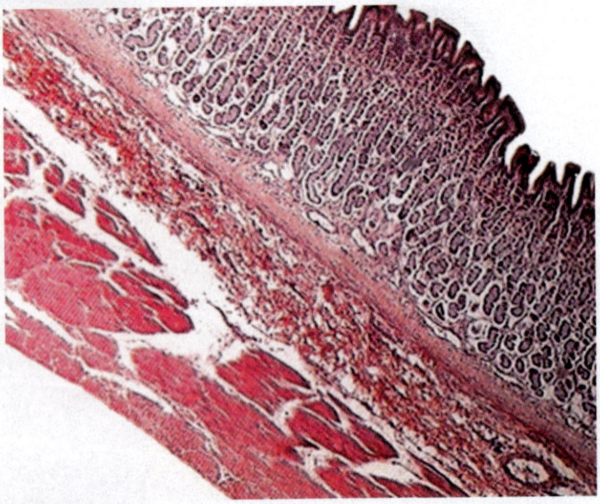

图 9-4　胃壁　HE　40×

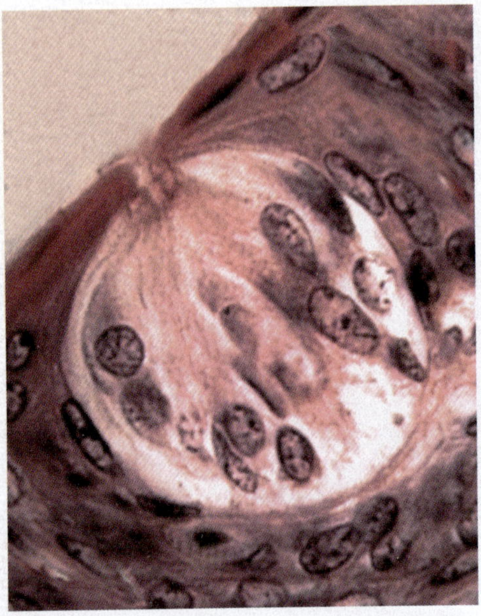

支持细胞

味孔

味细胞

基细胞

图 9-5　味蕾　HE　400×

3. 图 9-6 中左列是已知的消化管的低倍镜观，右列是管壁的黏膜层与黏膜下层的部分结构，你能否根据这些管壁的特征用线条找出对应的器官吗？（20 分）

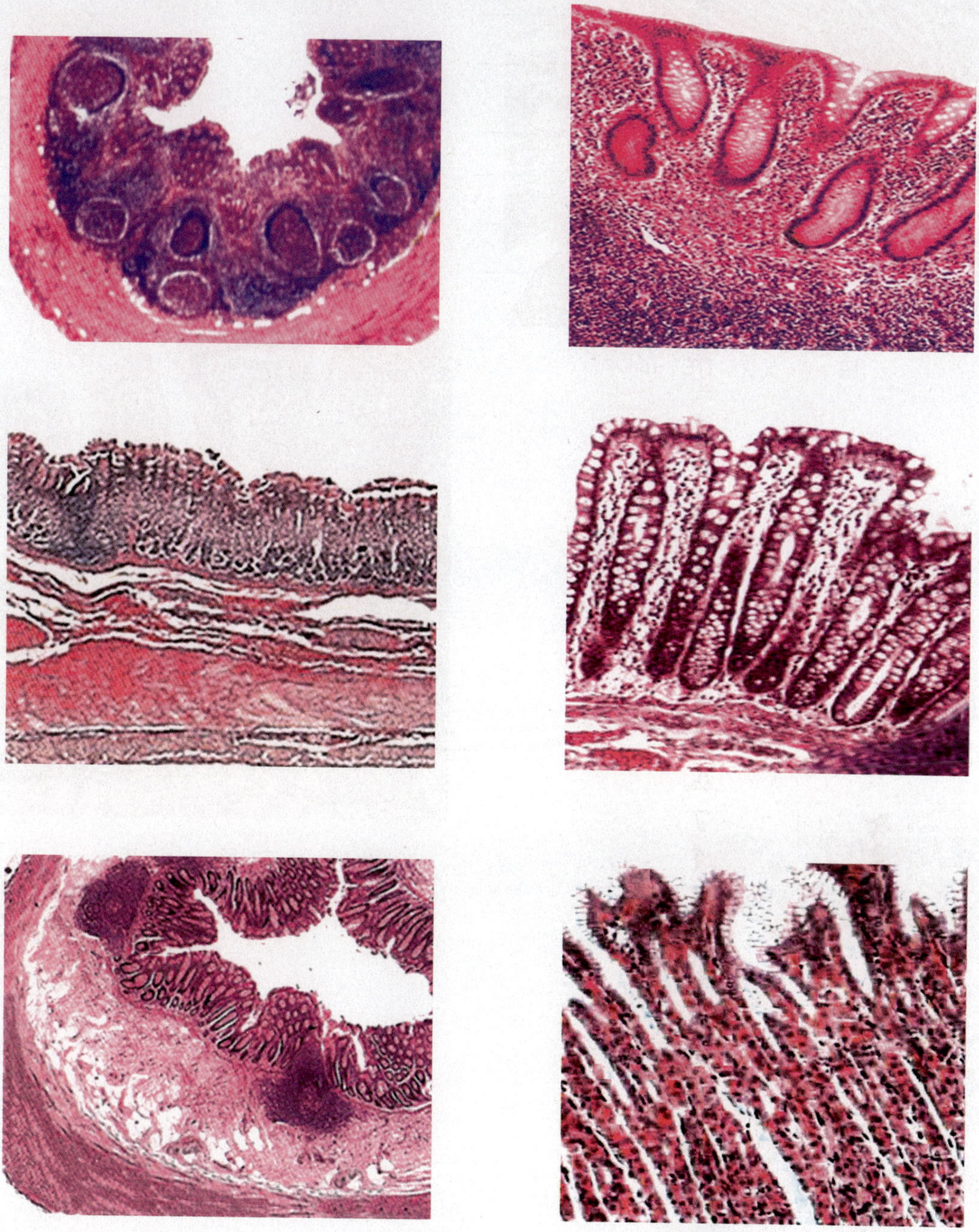

图 9-6　消化管壁　HE　40×、400×

二、认图填空(20 分)

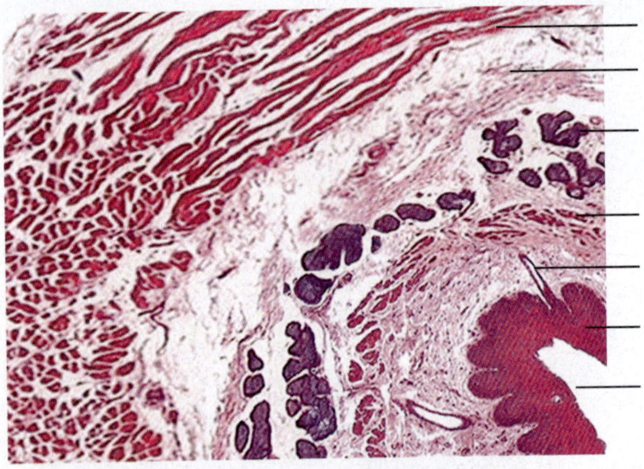

图 9-7　食管　HE　100×

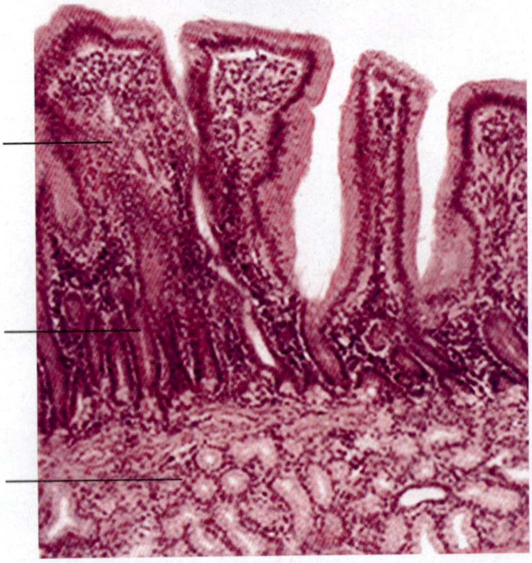

图 9-8　十二指肠　HE　100×

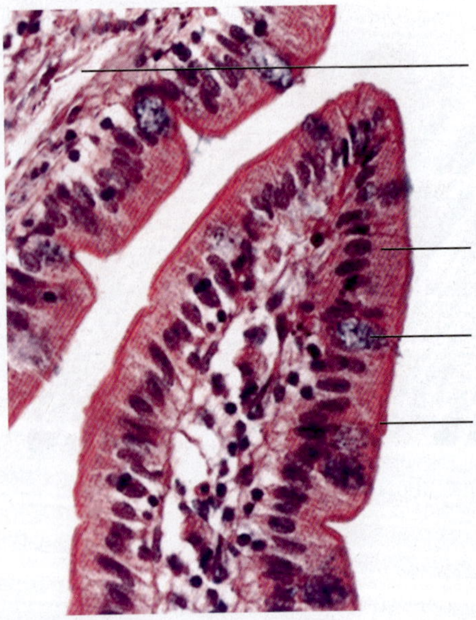

图 9-9　小肠绒毛　HE　400×

三、动动手，绘图（15 分）

根据光镜下的胃壁的结构，请你在下列方格内简单地绘制出几个胃底腺细胞（主细胞、壁细胞和颈黏液细胞）。

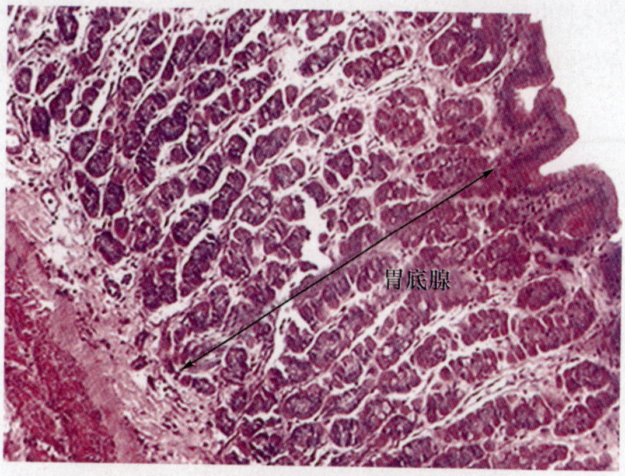

图 9-10 胃底腺 HE 40×

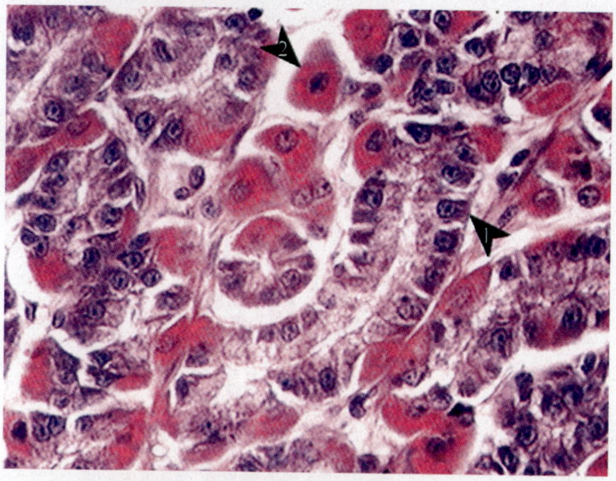

1. 主细胞
2. 壁细胞

图 9-11 胃底腺 HE 400×

主细胞

壁细胞

颈黏液细胞

图 9-12 胃底腺 HE 400×

四、综合分析(20 分)

下列有两组图片，图 9-13 中的 A、B、C 三张切片分别为低倍镜下 40×(倍)的不同小肠的组织切片；D、E、F 是 A、B、C 三张小肠切片放大为低倍镜下 100×(倍)的结构像，根据我们所学过的理论知识，重点结合实验教学中在显微镜下所观察它们管壁的黏膜层、黏膜下层两部分的微细结构特点，请你在每一组横线上填上相应的字母、所属器官，并分析其原因。

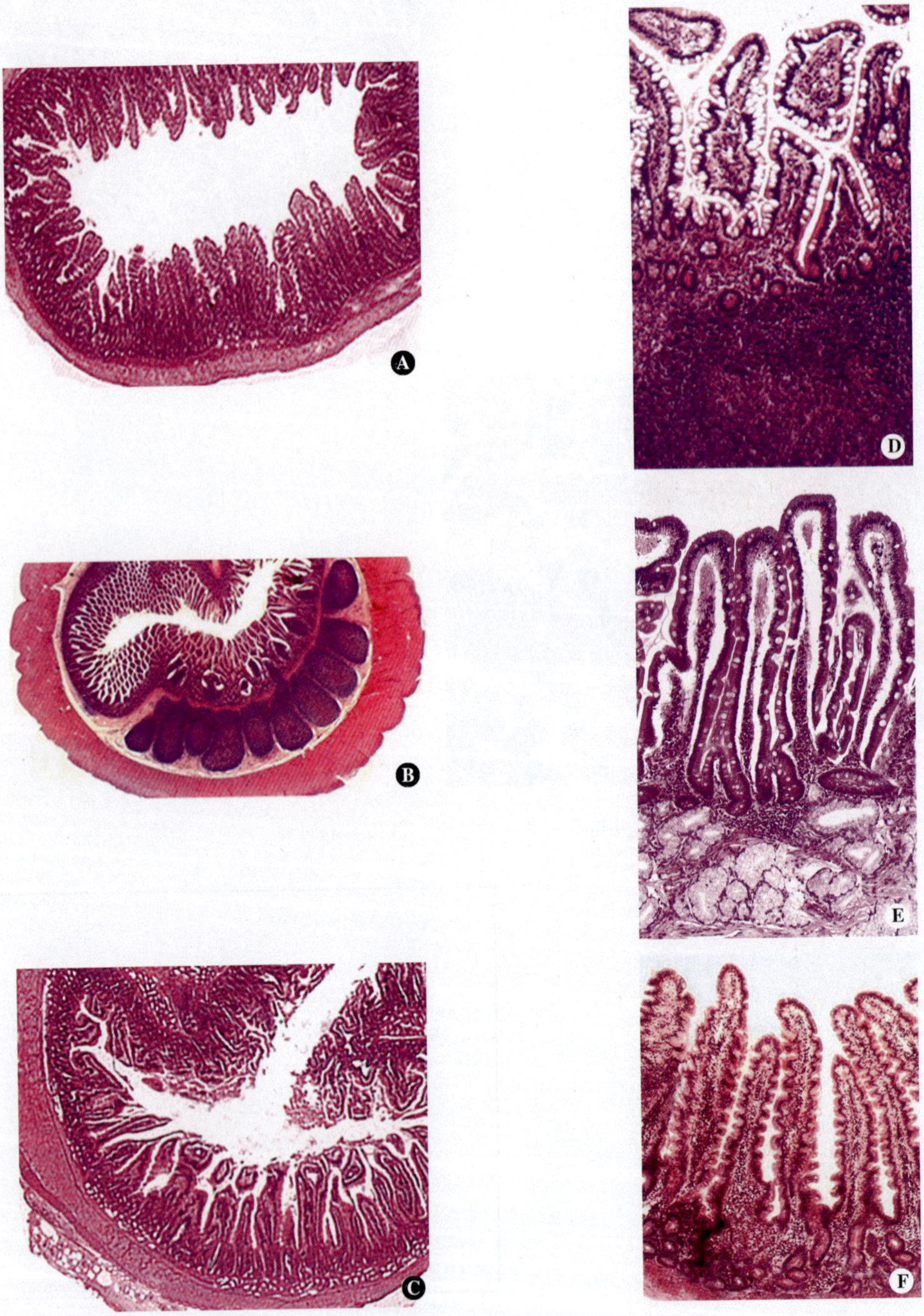

图 9-13　小肠壁　HE　40×、100×

1. 结果

第一组：(A) → ____________ → 所属____________器官

第二组：(B) → ____________ → 所属____________器官

第三组：(C) → ____________ → 所属____________器官

2. 分析

____

____

____

____

____

指导老师：______________

______年______月______日

实验十 消 化 腺

一、实验目的与要求

1. 熟悉浆液性腺泡、黏液性腺泡和混合性腺泡的结构特点。
2. 了解腮腺、颌下腺及舌下腺的组织结构。
3. 掌握肝小叶的结构，了解门管小叶与肝腺泡的组成。
4. 熟悉肝门管区的结构。
5. 熟悉胰外分泌部的形态特点与功能。
6. 掌握胰岛 A、B 细胞的结构与功能。
7. 熟悉胆囊壁的结构特点及其与临床的关系。

二、实验内容与方法

（一）腮腺（示教）

1. 取材　狗的腮腺。

2. 染色　HE。

3. 肉眼观察　标本为腮腺的一部分，腮腺一侧的表面有薄层红染的被膜，腺体被分为许多红色的小区，即为腮腺小叶。

4. 低倍镜观察

（1）腮腺小叶由被膜伸入腮腺实质分隔而成，其内有许多浆液性腺泡和导管。

（2）腮腺小叶间的结缔组织中有较大的导管和小血管。小叶间导管由单层或假复层柱状上皮组成。

5. 高倍镜观察　重点观察腮腺小叶的结构。

（1）浆液性腺泡：呈圆形或椭圆形，由锥形浆液性腺细胞围成，腺腔小。腺细胞顶部胞质常含嗜酸性的红色颗粒，细胞基部嗜碱性较强（何故？）。胞核圆，着色较深，位于细胞基部。

（2）闰管：与腺泡相连，管腔细小，管壁由单层立方或扁平上皮组成。

（3）分泌管（纹状管）：管径粗，管壁为单层柱状上皮，注意其细胞核位于细胞上部，胞质嗜酸性强，着鲜红色。

（二）颌下腺（示教）

1. 取材　狗的颌下腺。

2. 染色　HE。

3. 肉眼观察 标本为颌下腺的一部分，腺的一侧表面有薄层红色的被膜，蓝紫色的小块为颌下腺小叶。

4. 低倍镜观察

(1) 颌下腺小叶：有不同切面的腺泡，着色深浅不一，是混合性腺；腺泡间有较多的分泌管及较小的闰管。

(2) 颌下腺小叶间的结缔组织中，有小叶间导管和血管。

5. 高倍镜观察 着重观察腺泡的结构。

(1) 浆液性腺泡：腺细胞着色深，呈紫红色，胞核圆，位于细胞基部。

(2) 黏液性腺泡：腺细胞着色浅，呈浅蓝色，胞核扁圆形，位于细胞基部。

(3) 混合性腺泡：由浆液性腺细胞和黏液性腺细胞共同组成。黏液性细胞在内，而浆液性细胞呈半月状排列在外侧，此种浆液性细胞称为半月。

（三）肝脏

1. 取材 猪的肝脏。

2. 染色 HE。

3. 肉眼观察 标本为猪肝脏的一部分，肝脏被分成许多小区，即肝小叶。

4. 低倍镜观察

(1) 被膜：在肝脏的一侧有薄层被膜，由致密结缔组织构成。

(2) 肝小叶：呈多边形或不规则形，由于肝小叶之间结缔组织较多，故肝小叶界限清楚。在横切的肝小叶中央有一条中央静脉。以中央静脉为中心，肝细胞呈索状向四周放射状排列，称为肝索。肝索之间的腔隙为肝血窦。

(3) 肝门管区：在相邻的几个肝小叶之间，结缔组织较多，其中有小叶间动脉、小叶间静脉和小叶间胆管的断面。

(4) 小叶下静脉：位于两小叶之间，是一条单独行走的静脉，管径大，管壁完整。

5. 高倍镜观察 进一步观察肝小叶和门管区的结构。选择肝小叶的横切面观察。

(1) 肝小叶：

1) 肝索：由单行肝细胞排列而成，肝索互相连接成网。肝细胞体积较大，呈多边形，有1～2个细胞核，核仁明显，胞质染成粉红色。

2) 肝血窦：为肝索之间的空隙。窦壁由内皮细胞组成。内皮细胞核扁圆，染色较深，胞质少，不易辨认。窦内有库普弗细胞（肝巨噬细胞）。体积较大，形状不规则，常以突起与窦壁相连，胞核染色较浅，胞质丰富。

3) 中央静脉：管壁薄，由内皮和少量结缔组织构成；由于肝血窦开口于中央静脉，故管壁不完整。

(2) 肝门管区：在肝小叶之间的结缔组织中有三种伴行的管道，但每种管道断面往往不止一个。

1) 小叶间动脉：管腔小而圆，管壁厚，中膜有环形平滑肌。

2) 小叶间静脉：管腔大，壁薄，形状不规则。

3) 小叶间胆管：由单层立方上皮构成。立方细胞胞质清亮，核圆着色较深。

（四）胆小管（示教）

1. 取材　狗的肝脏。

2. 染色　墨汁灌注法。

3. 高倍镜观察　胆小管位于肝细胞之间，在高倍镜下相邻肝细胞之间可见棕褐色细线，相互串连成网状，即为胆小管的切面。

（五）胰腺

1. 取材　豚鼠的胰腺。

2. 染色　HE。

3. 肉眼观察　标本为胰腺的一部分，形状不规则、大小不等的区域为胰腺小叶。

4. 低倍镜观察　由于胰腺小叶间结缔组织少，胰腺小叶之间的界限不明显。

(1) 胰腺小叶：

1) 外分泌部：有许多紫红色的腺泡及导管的各种断面。

2) 内分泌部：为散在于外分泌部之间大小不等、着色较浅的细胞团，称为胰岛。

(2) 小叶间导管：胰腺小叶之间的结缔组织中有小叶间导管，管壁由单层柱状上皮构成。

5. 高倍镜观察　重点观察胰腺小叶的结构。

(1) 胰腺泡：为浆液性腺泡。腺细胞呈锥形，顶部胞质为嗜酸性，基部胞质嗜碱性强。胞核圆，位于细胞基部。腺腔中央常见较小的泡心细胞，为扁平或立方细胞，胞核扁圆或圆形，胞质着色浅。

(2) 闰管：管径小，由单层扁平上皮构成。有时可见闰管与泡心细胞相连续。由于闰管长，故闰管的断面较多。

(3) 小叶内导管：由单层立方上皮构成。

(4) 胰岛：周围有少量结缔组织，与胰腺泡相分隔。腺细胞呈不规则排列，相互连接成索或团，细胞之间毛细血管丰富。腺细胞的类型不易区分，观察示教。

（六）胰岛（示教）

1. 取材　豚鼠的胰腺。

2. 染色　Maller 法。

3. 高倍镜观察

(1) A 细胞：较大，胞质染成黄色，细胞多分布于胰岛的外周部，约占细胞总数的 20%。

(2) B 细胞：较小，胞质染成红色，数量多，约占 65%，多分布于胰岛的中央。

(3) D 细胞：较小，胞质染成绿色，数量少，约占 15%，散在于 A、B 细胞之间。

（七）胆囊

1. 取材　猫的胆囊。

2. 染色 HE。

3. 肉眼观察 标本的一侧起伏不平、染成紫色的为胆囊腔面，着粉红色的是囊壁的其余部分。

4. 低倍镜观察 胆囊壁分为三层。

(1) 黏膜：有许多高而分支的皱襞，由黏膜单层柱状上皮和固有层中的结缔组织突入腔内形成。皱襞间的上皮下陷至固有层，甚至肌层，称为黏膜窦。在切面上可呈封闭的腔，勿误为腺体，固有层内无腺体。

(2) 肌层：较薄，由排列不规则的平滑肌纤维组成。

(3) 浆膜：大部分是浆膜(靠近肝脏处为纤维膜)，由结缔组织和间皮构成。

图学练习

______年____月____日　第____周　星期____　记分______

一、看图填空(15 分)

参照唾液腺腺泡与导管模式图,辨认下列图片中的组织结构属于哪种类型腺泡、导管,并填在横线上。

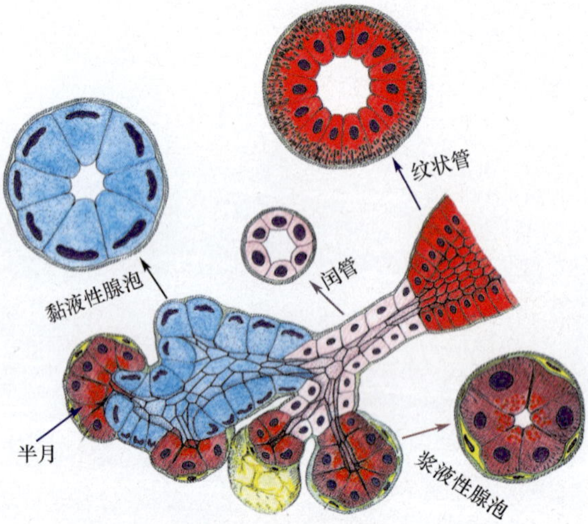

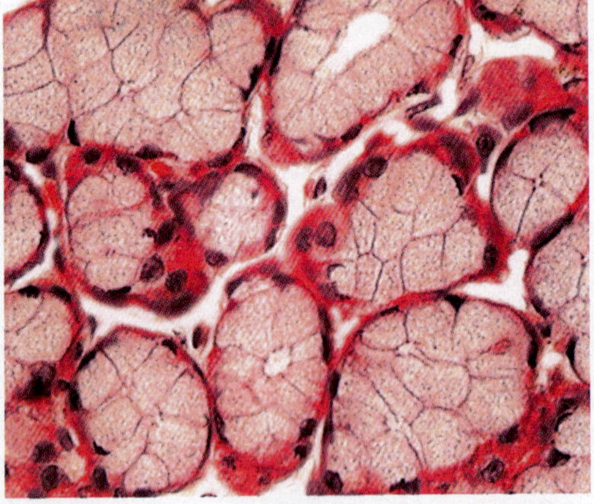

这是__________腺泡

这是__________腺泡

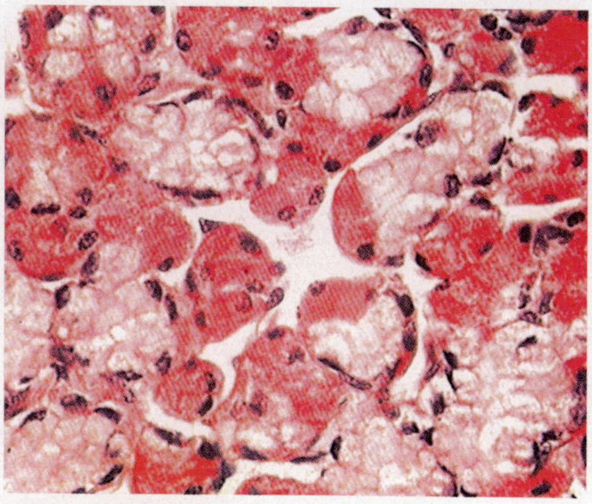

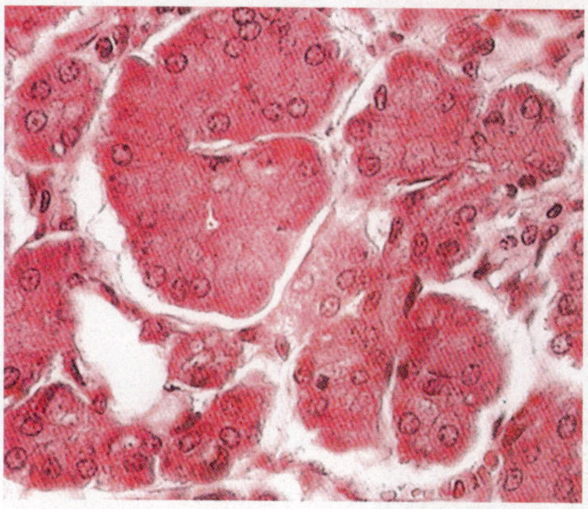

这是__________腺泡

图 10-1 唾液腺 HE 400×

二、跟我学(50 分)

根据下图所示，按顺序分别用低倍镜和高倍镜观察肝小叶与门管区：

1. 低倍镜观 肝小叶的形态、门管区的位置。

2. 高倍镜观 肝小叶、中央静脉、肝索、肝血窦、内皮、窦周隙、库普弗细胞、胆小管、门管区、小叶间动脉、小叶间静脉、小叶间胆管。

你能独立、正确地完成它吗?

1. __________

2. __________

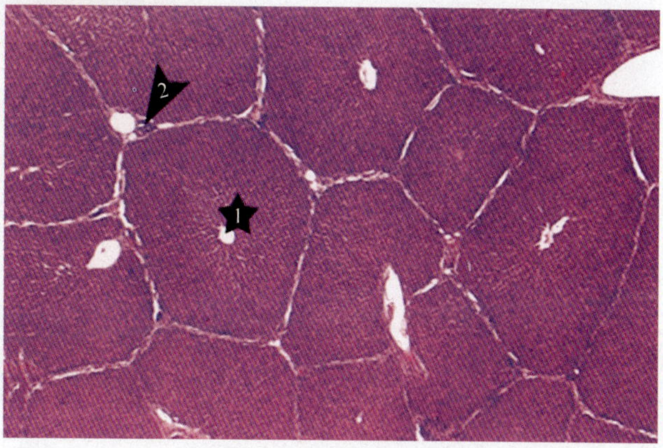

图 10-2 肝 HE 40×

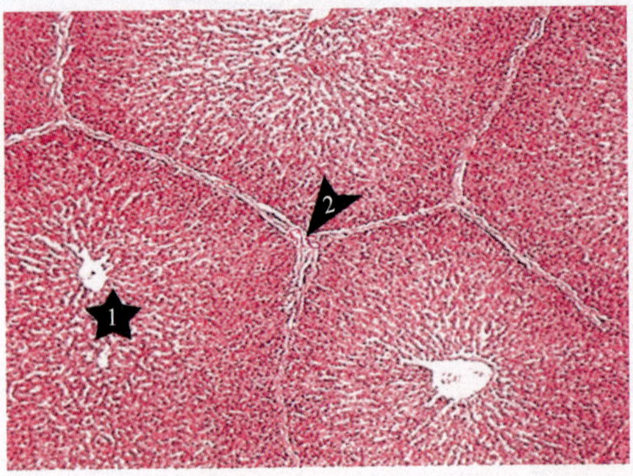

图 10-3 肝 HE 40×

1. ______________ 2. ______________

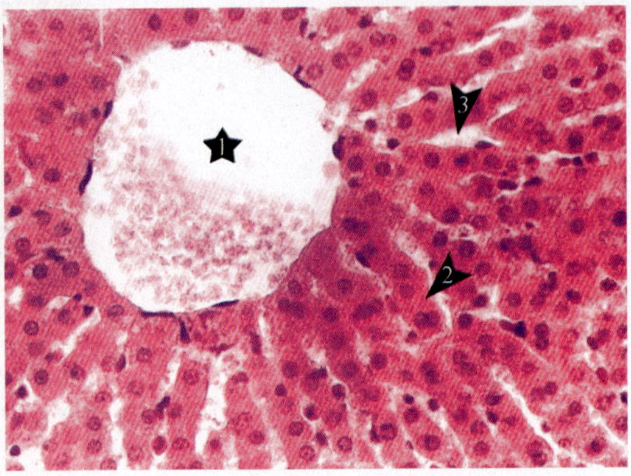

图 10-4 肝小叶 HE 100×

1. ______________ 2. ______________

3. ______________

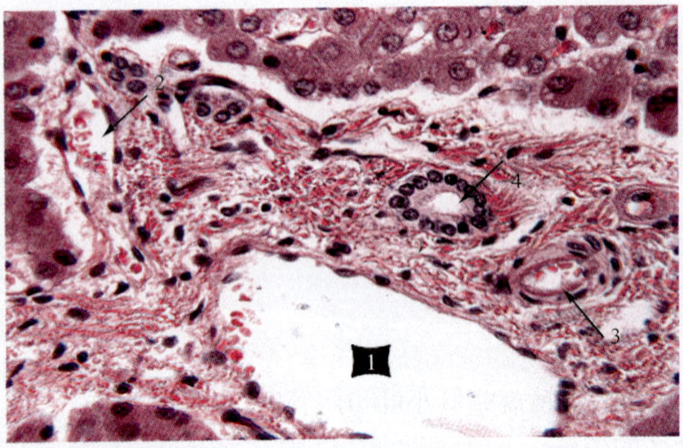

图 10-5 肝小叶 HE 400×

1. ______________ 2. ______________

3. ______________ 4. ______________

1. ______________ 2. ______________

3. ______________ 4. ______________

5. ______________ 6. ______________

7. ______________

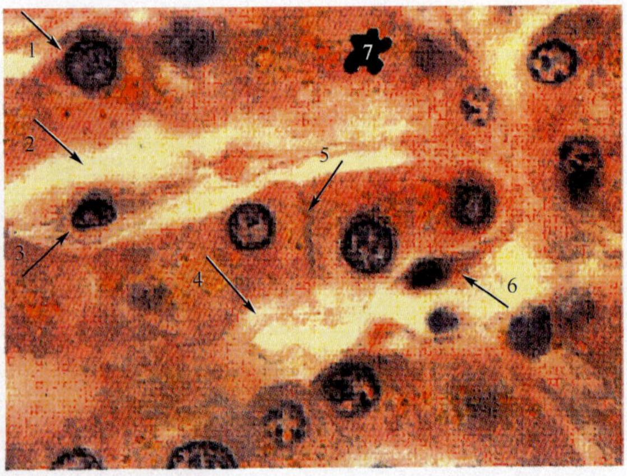

图 10-6 肝门管区 HE 400×

三、动脑筋(10 分)

你知道它是什么器官吗？试一试辨别一下。

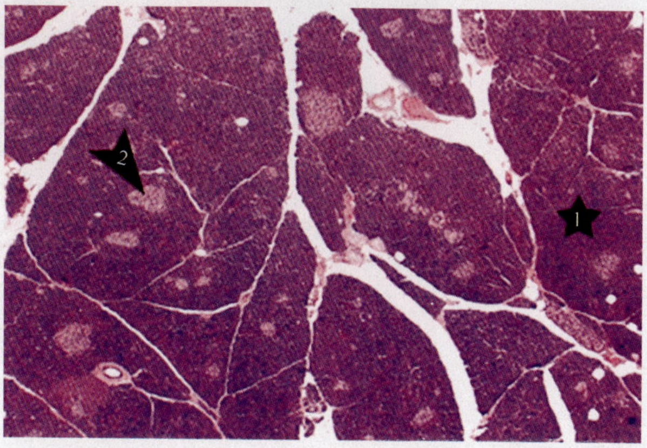

图 10-7 ______________ HE 40×

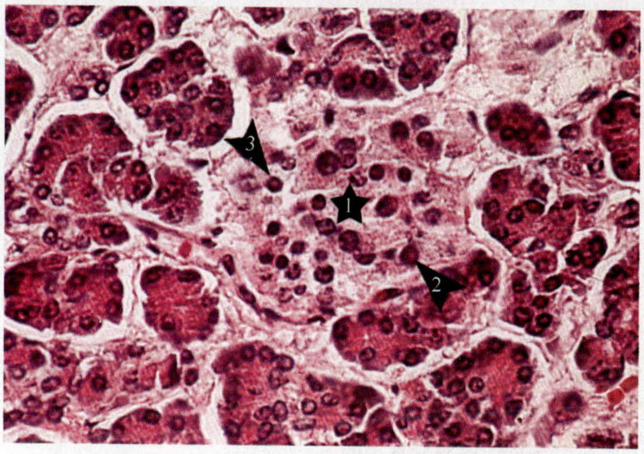

1. ______________

2. ______________细胞

3. ______________细胞

图 10-8 胰岛 地衣红染色 400×

四、看图认器官(10 分)

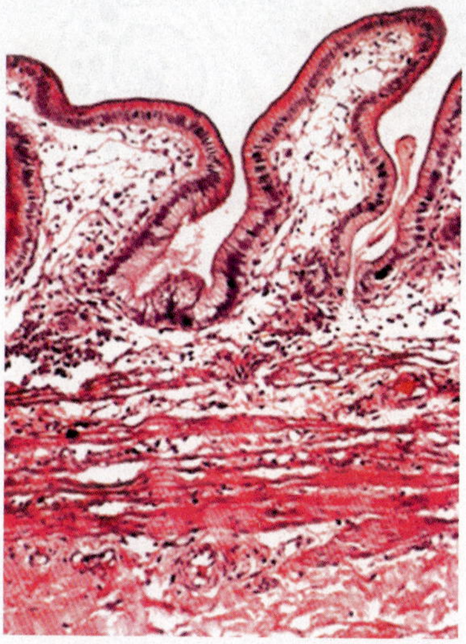

____

1. ________________

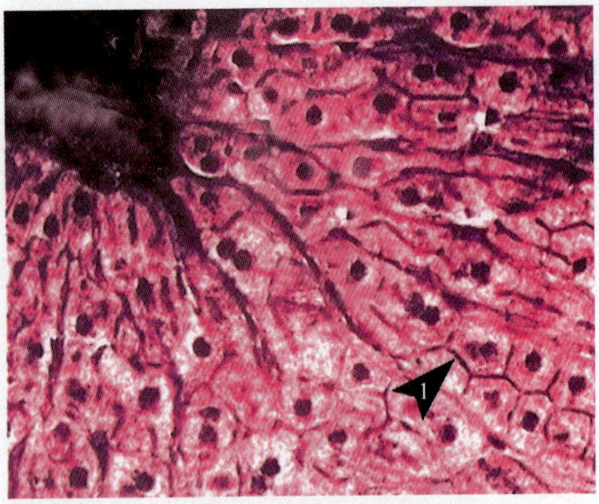

图 10-9 消化腺 HE 40×～400×

五、电镜透射像图学练习(15 分)

通过观察肝小叶内细胞关系图像,联系所学的理论知识,你能否正确辨认图片中箭头包含的意义吗?

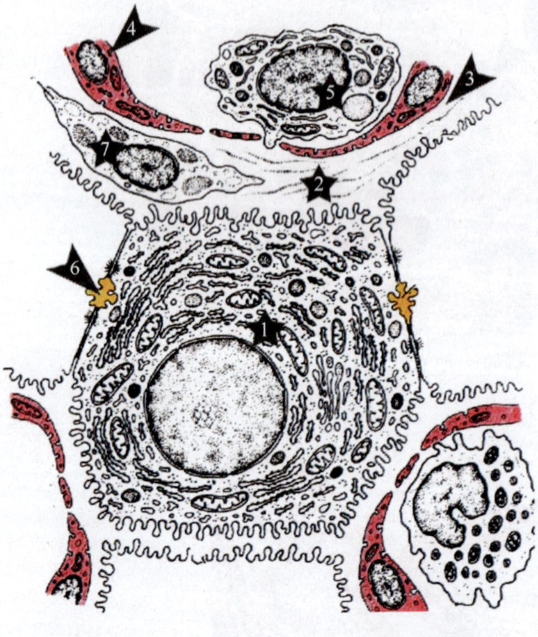

图 10-10 肝小叶内细胞关系示意图

1. ________________ 2. ________________ 3. ________________

4. ________________ 5. ________________ 6. ________________

7. ________________

指导老师:________________

______年______月______日

实验十一　呼吸系统

一、实验目的与要求

1. 了解鼻黏膜的结构。
2. 熟悉支气管壁的结构。
3. 熟悉肺导气部和呼吸部的组成。
4. 掌握细支气管与肺泡的结构。
5. 熟悉肺间质的结构。
6. 掌握呼吸膜的结构特点与组成。

二、实验内容与方法

（一）嗅黏膜（示教）

1. 取材　狗的嗅部。
2. 染色　HE。
3. 高倍镜观察　上皮为假复层柱状，可见三种细胞类型细胞。

（1）支持细胞：为高柱状，上宽下窄，顶部有纹状缘，胞核椭圆，位于细胞上部。

（2）嗅细胞：呈梭形，胞质染色较深，胞核圆，位于上皮中部。细胞基底部有细长突起穿过基膜形成嗅丝。

（3）基细胞：位于上皮深层，细胞小，核圆形。

固有层内有较多的浆液性腺泡，即嗅腺，还有神经束等结构。

（二）气管

1. 取材　狗的气管。
2. 染色　HE。
3. 肉眼观察　标本为气管的横切面，管壁中呈C形、染成蓝色的是透明软骨环。
4. 低倍镜观察　从腔面向外分辨管壁的三层结构。必要时转高倍镜观察。

（1）黏膜：由上皮和固有层组成。

1）上皮：为假复层纤毛柱状上皮，夹有杯状细胞。基膜明显。

2）固有层：由结缔组织构成，弹性纤维较多，呈亮红色，内含腺体导管、血管和淋巴组织等。

（2）黏膜下层：为疏松结缔组织，含混合腺，与固有层无明显界限。

（3）外膜：由透明软骨环和结缔组织构成。软骨环缺口处有致密结缔组织和平滑肌纤维，黏膜下层的腺体可伸至此处。

（三）肺

1. 取材　狗的肺。

2. 染色　HE。

3. 肉眼观察　标本的大部分呈海绵样，是肺呼吸部，还有大小不等的管腔，是肺内各级支气管和肺动、静脉分支的断面。

4. 低倍镜观察　分辨导气部和呼吸部，注意支气管各级分支与血管的区别。

(1) 导气部：包括小支气管、细支气管和终末细支气管。

1) 小支气管：管径粗、管壁厚，分为三层。

a. 黏膜：上皮为假复层纤毛柱状上皮，有杯状细胞，固有层薄，其外可有少量分散的平滑肌纤维。

b. 黏膜下层：为疏松结缔组织，含混合腺。

c. 外膜：由散在透明软骨片和结缔组织构成，内含小血管。

在小支气管的一侧，有伴行的肺动脉分支断面，其管壁薄，管腔大。

2) 细支气管：管径较小，管壁较薄。

a. 黏膜：上皮为假复层或单层纤毛柱状，杯状细胞少，固有层内平滑肌较多。

b. 黏膜下层：薄、含腺体少或无。

c. 外膜：软骨片小且少或无。

3) 终末细支气管：管径细，黏膜常有皱襞，表面为单层纤毛柱状或单层立方上皮，杯状细胞、腺体和软骨均消失，平滑肌形成完整的环行层。

(2) 呼吸部：包括呼吸性细支气管、肺泡管、肺泡囊和肺泡。呼吸性细支气管和肺泡管的管壁不完整，直接与肺泡通连。

5. 高倍镜观察　重点观察呼吸部。

(1) 呼吸性细支气管：上皮部一致，有单层纤毛柱状、单层柱状和单层立方上皮。上皮下仅有少量的结缔组织和平滑肌。有时可见终末细支气管、呼吸性细支气管、肺泡管、肺泡囊和肺泡相通连的纵切面。

(2) 肺泡管：由于管壁上有很多肺泡开口，故管壁很少，仅存在于相邻肺泡开口之间的部分，呈结节状膨大。表面的上皮为立方形或扁平形，其下有少量结缔组织和平滑肌。

(3) 肺泡囊：为几个肺泡共同开口的地方。

(4) 肺泡：呈多边形或不规则形，肺泡壁很薄，主要由两种肺泡上皮组成，难以分辨。相邻肺泡之间的薄层结缔组织为肺泡隔，内有丰富的毛细血管。肺泡隔和肺泡腔内常有肺泡巨噬细胞，吞噬灰尘后则称尘细胞，其胞质内含大量的黑色颗粒。

图学练习

______年____月____日 第____周 星期____ 记分______

一、看图填空(5分)

图11-1是小白鼠的一幅完整的气管横切面结构,图11-2是气管管壁放大了40倍的组织微细结构部分,请你在横线上填上气管管壁的层次、组织结构的名称。

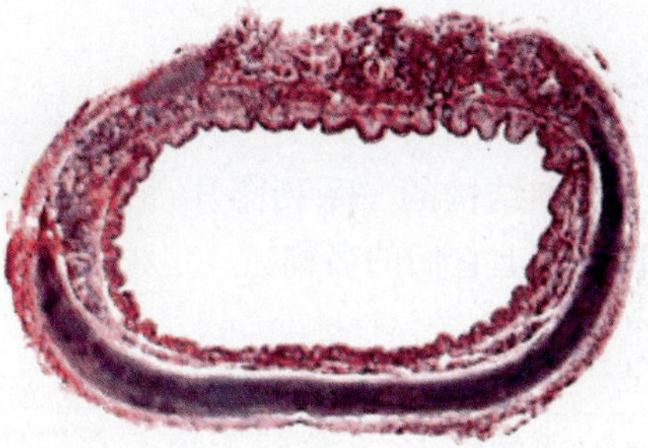

图11-1 气管(横切面) HE 40×

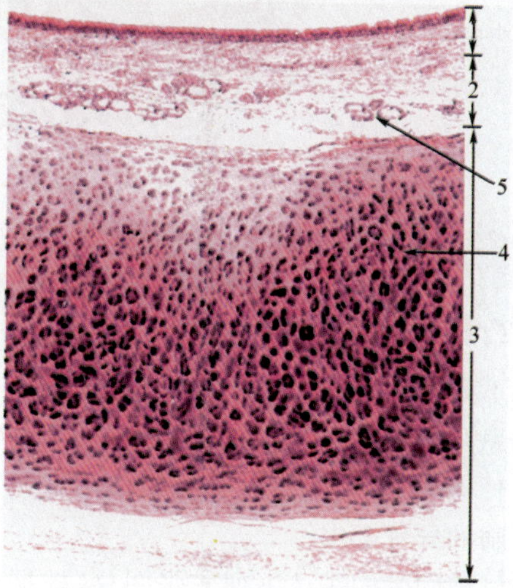

图11-2 气管壁 HE 100×

1. ______ 2. ______

3. ______ 4. ______

5. ______

二、看图连线(5分)

假复层纤毛柱状上皮

透明软骨

固有层

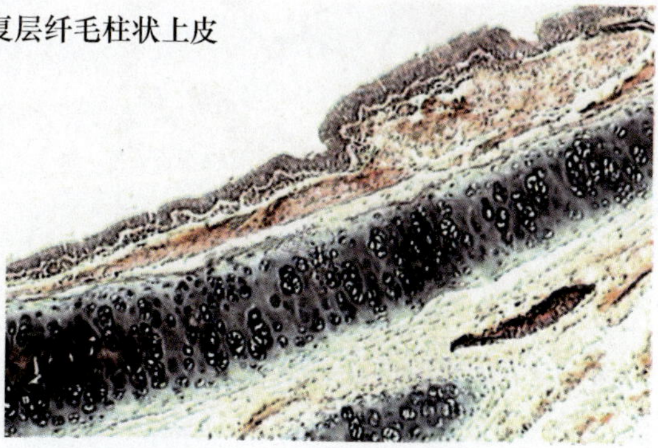

图11-3 气管 HE 40×

三、跟我学(65 分)

首先仔细观察示教图片,然后按要求完成每项实训内容。

(一) 示教图片

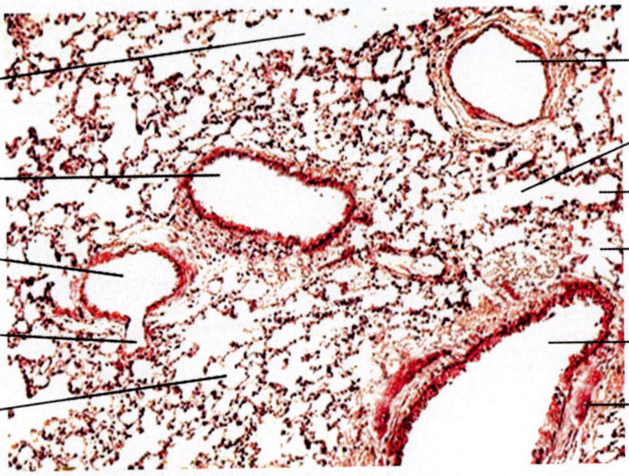

图 11-4 肺 HE ×40

(二) 实训操作

下列是肺导气部与呼吸部(肺内支气管各级分支)微细结构的一系列图片,请你按照我们的思路,逐步辨认它们,并且在每幅图的横线上正确地填上它们的名称。

1. 导气部

肺的导气部由＿＿＿＿＿＿、＿＿＿＿＿＿、＿＿＿＿＿＿、＿＿＿＿＿＿、＿＿＿＿＿＿组成。请同学们辨认下列三张图片,根据每幅图文字叙述的特点,在横线上填上它们所属肺导气部的名称。

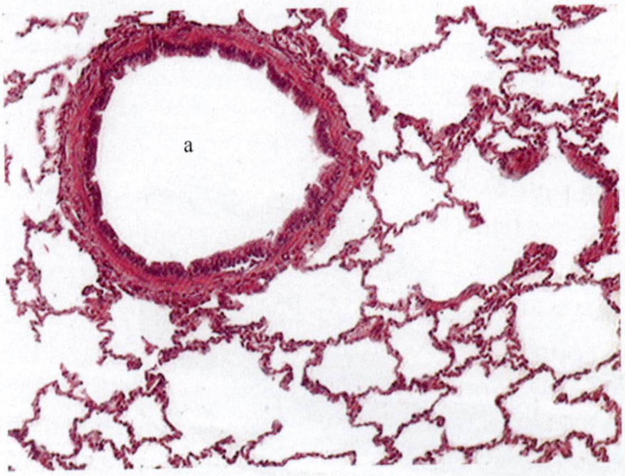

▲特点:
○管壁:完整
○上皮:假复层纤毛柱状上皮,较薄
○杯状细胞:少
○混合腺:少
○平滑肌:相对增多
○软骨:少到无
a 表示:＿＿＿＿＿＿

图 11-5 肺 HE 100×

▲特点：
○管壁：完整
○上皮：假复层纤毛柱状上皮，较薄
○杯状细胞：多
○混合腺：多
○平滑肌：少
○软骨片：多
b 表示：________________

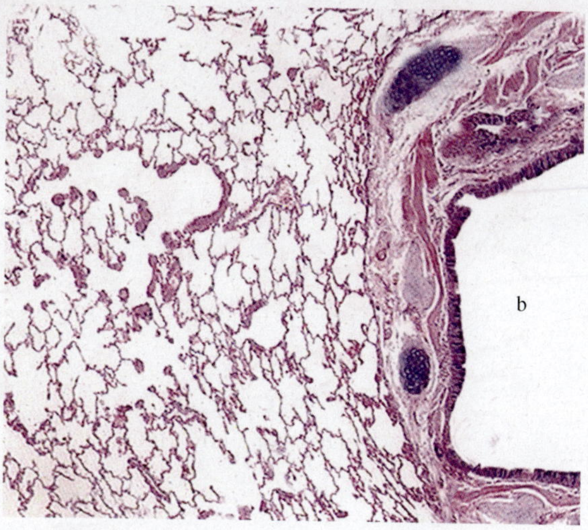

图 11-6 肺 HE 40×

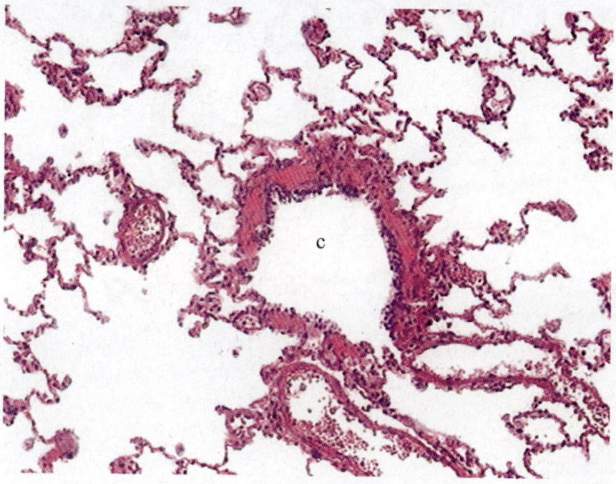

图 11-7 肺 HE 100×

▲特点：
○管壁：较完整
○上皮：单层纤毛柱状上皮
○杯状细胞：无
○混合腺：无
○平滑肌：完整一层
○软骨：无
c 表示：________________

2. 呼吸部

肺的呼吸部由________________、________________、________________、________________所组成。下面是它们的图片及其特点，据题意填空。

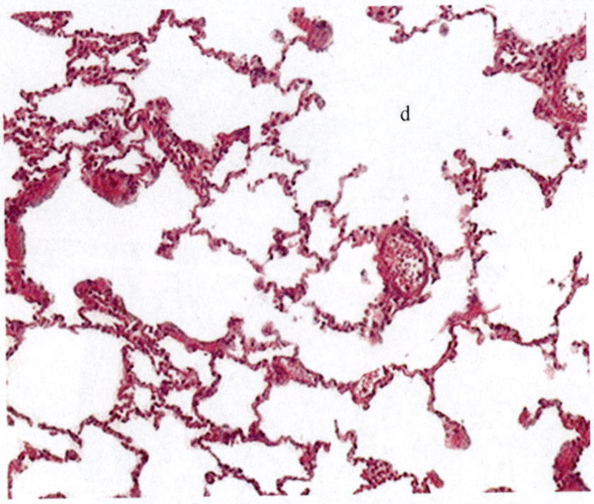

图 11-8 肺 HE 100×

▲特点：

○管壁：数个肺泡开口

○上皮：单层扁平上皮

○平滑肌：无

d 表示：________________

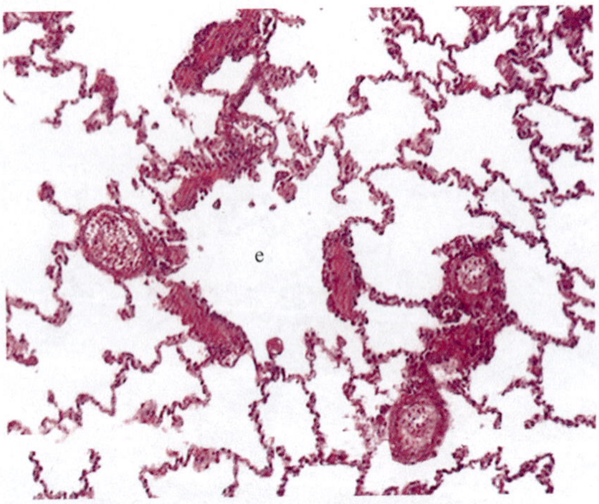

图 11-9 肺 HE 100×

▲特点：

○管壁：不完整

○上皮：单柱→单立

○平滑肌：少

e 表示：________________

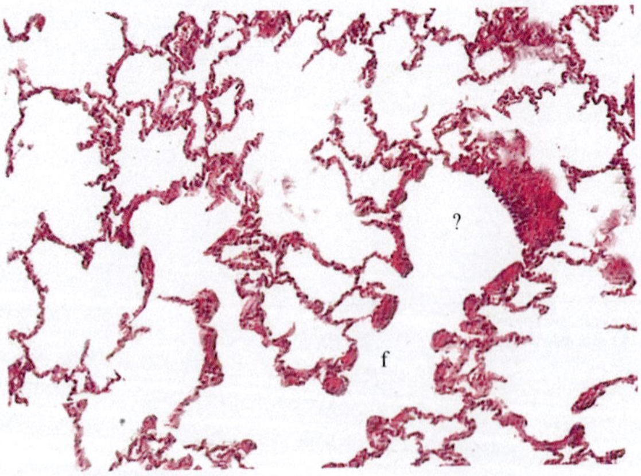

图 11-10 肺 HE 100×

▲特点：

○管壁：间断结节状膨大

○上皮：单层立方上皮

○平滑肌：极少

f 表示：________________

? 表示：________________

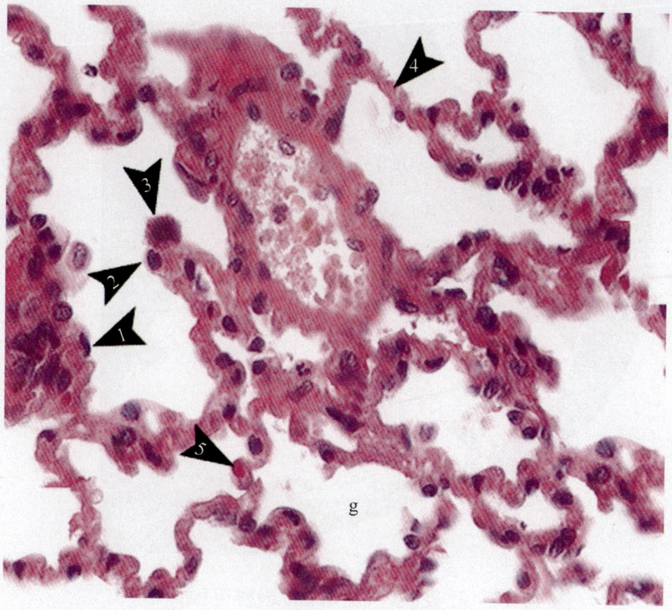

1. ________ 2. ________

3. ________ 4. ________

5. ________

g表示：________

图 11-11 肺 HE 400×

表 11-1 肺泡的特点

	Ⅰ型肺泡细胞	Ⅱ型肺泡细胞
形态		
数量	占25%，覆盖97%	
结构		嗜锇性板层小体，内含表面活性物质
功能	气体交换	

四、综合题(25分)

1. 图11-12是肺泡壁超微结构示教图，根据示教图，完成图11-13与图11-14中的问题。

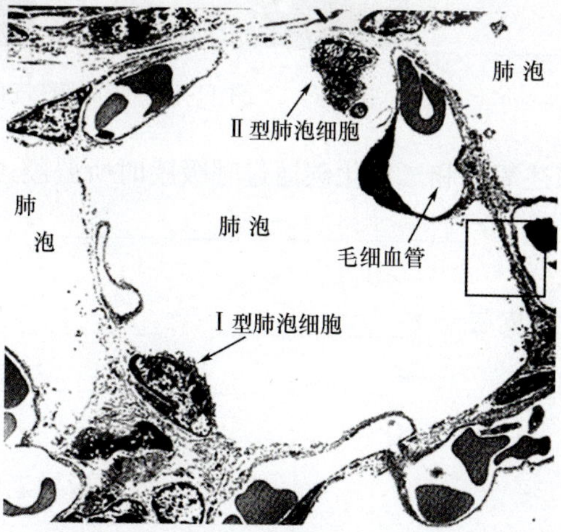

图 11-12 呼吸膜超微结构示教图

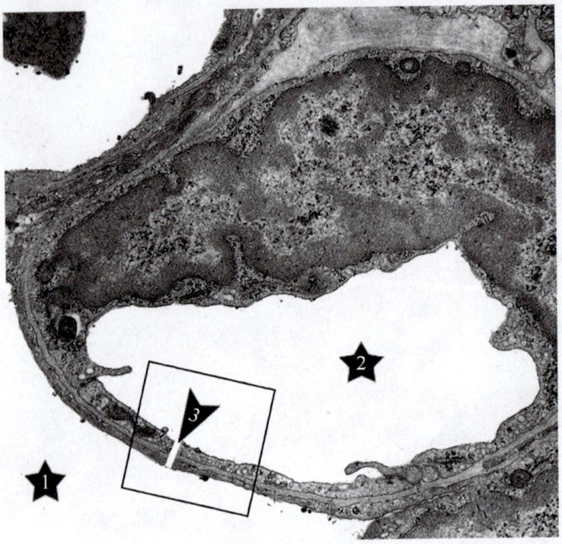

1. ________________
2. ________________
3. ________________

图 11-13 呼吸膜(气血屏障)透射电镜像

1. ________________
2. ________________
3. ________________
4. ________________
5. ________________
6. ________________
7. ________________
8. ________________
9. ________________

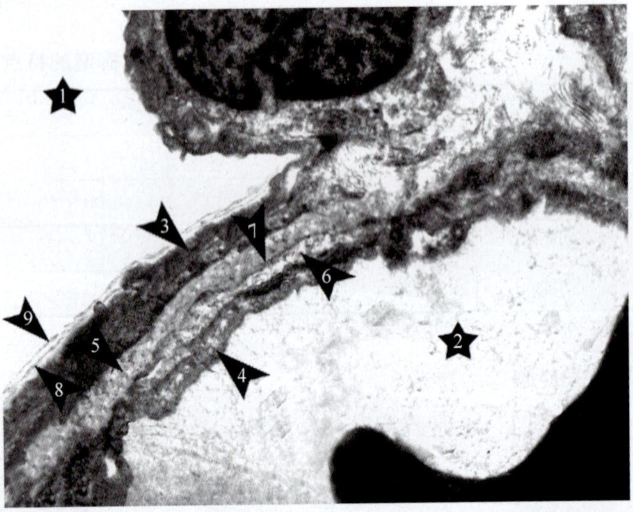

图 11-14 呼吸膜(气血屏障)透射电镜像

2. 根据箭头方向,描述氧气和二氧化碳通过呼吸膜时所要经过的结构。

氧气:表面活性物质层→__________→__________→__________→__________→__________

二氧化碳:毛细血管内皮层→__________→__________→__________→__________→__________→__________→__________

指导老师:__________

______年______月______日

实验十二 泌尿系统

一、实验目的与要求

1. 掌握肾单位的组成，熟悉肾小体与肾小管的结构及其与功能的关系。
2. 熟悉球旁复合体的组成、结构特点与功能。
3. 熟悉集合小管的结构特点及其与功能的关系。
4. 了解输尿管壁和膀胱壁的微细结构。

二、实验内容与方法

(一) 肾

1. 取材　猫的肾。

2. 染色　HE。

3. 肉眼观察　标本呈扇形，表面染色较深为皮质，深部染色较浅为髓质(一个肾锥体)。

4. 低倍镜观察

(1) 被膜：位于肾的表面，由致密结缔组织构成。

(2) 皮质：位于被膜的深面，其内有很多圆形的肾小球，而髓质无肾小球；此外，在皮质和髓质的交界处有较大的血管，即弓形动、静脉。皮质分为：

1) 皮质迷路：由肾小球和肾小管曲部构成，此处肾小管的断面呈圆形、弧形等。

2) 髓放线：位于皮质迷路之间，由一些平行排列的直管(肾小管直部和集合小管)构成。

(3) 髓质：主要由平行的直管(肾小管直部、细段、集合小管)组成。

5. 高倍镜观察

(1) 皮质：

1) 肾小球(肾小体)：由血管球和肾小囊组成。血管球由毛细血管构成，肾小囊脏层(内层)细胞紧贴毛细血管外面。内皮、脏层细胞及血管系膜细胞不易分辨。肾小囊壁层(外层)为单层扁平上皮，脏、壁两层细胞之间是肾小囊腔。

2) 近端小管曲部(近曲小管)：断面数目较多，管径较粗，管壁较厚，管腔小而不整齐。上皮细胞呈锥体形，界限不清，胞质嗜酸性较强，着红色，细胞游离面有刷状缘(电镜下为何结构?)，胞核圆，位于细胞基部，胞核之间距离较大。

3) 远端小管曲部(远曲小管)：断面较近曲小管少，管径较小，管壁较薄，管腔较大而整齐，上皮细胞呈立方形，界限较清楚，胞质嗜酸性弱，着色浅，细胞游离面无刷状缘，胞核圆，位于细胞中央或近腔面，胞核之间距离较小。

4) 致密斑：为远曲小管靠近肾小球血管极一侧的上皮细胞变高、变窄，胞核排列紧密而形成。

(2) 髓质：重点观察细段和集合小管。

1) 细段：选择肾锥体底部的细段观察。管径最细，管壁由单层扁平上皮构成，胞核呈卵圆形且突向管腔，胞质着色浅，界限不清。注意与毛细血管相区别。

2) 集合管：上皮细胞为立方形或柱状，细胞界限清楚，胞质清明，胞核着色较深。

(二) 膀胱

1. 取材　猴的膀胱。
2. 染色　HE。
3. 肉眼观察　标本的一侧表面染成蓝紫色的为黏膜上皮。
4. 低倍镜观察　膀胱壁分为三层。

(1) 黏膜：由变移上皮和结缔组织形成的固有层构成。黏膜突向管腔形成皱襞。

(2) 肌层：很厚，由平滑肌组成，肌纤维大致呈内纵、中环、外纵排列。

(3) 外膜：为纤维膜(膀胱顶部是浆膜)。

(三) 输尿管

1. 取材　狗的输尿管。
2. 染色　HE。
3. 肉眼观察　标本为圆形的横切面，壁厚腔小呈星形。
4. 低倍镜观察　管壁分为黏膜、肌层和外膜。

(1) 黏膜：由变移上皮和结缔组织形成的固有层构成。黏膜突向管腔形成许多皱襞。

(2) 肌层：由内纵、外环两层平滑肌组成。

(3) 外膜：为疏松结缔组织。

图学练习

______年____月____日　第____周　星期____　记分______

一、示教，认图

1. 肾实质低倍镜观察

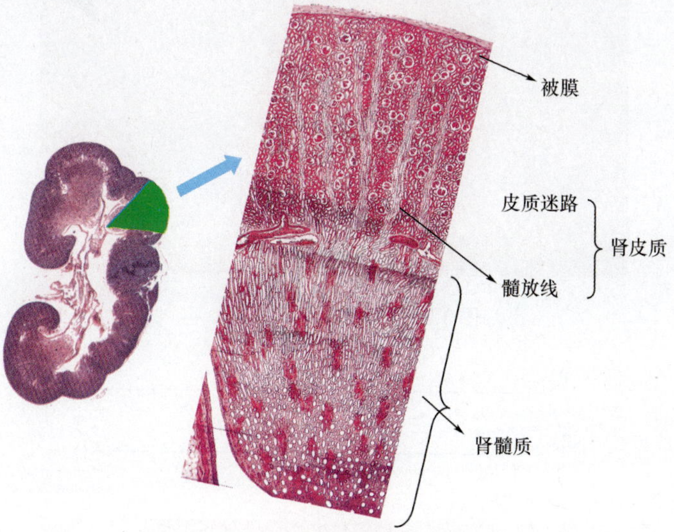

图 12-1 肾(整体观) HE 40×

2. 肾实质结构分离图

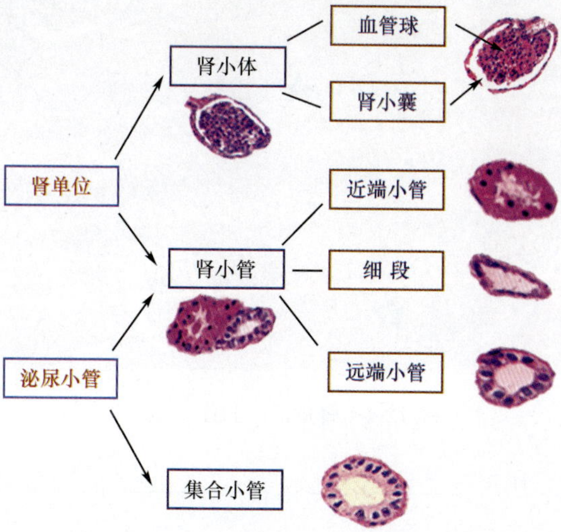

图 12-2 肾实质结构分离图 HE 400×

二、看图填空(65 分)

对比图 12-2 肾实质结构分离图，通过观察肾的镜下观，重点进行肾皮质的实训练习，完成填空。

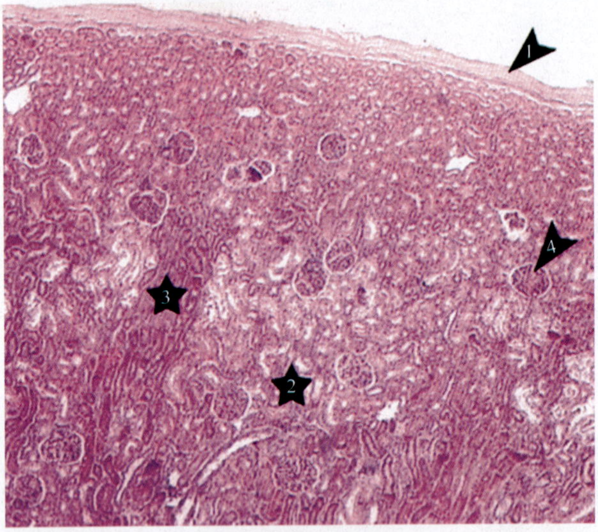

图 12-3 肾皮质 HE 40×

1. ________________ 2. ________________

3. ________________ 4. ________________

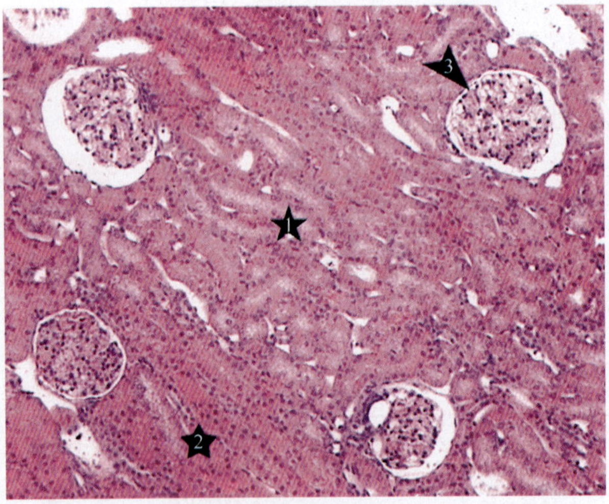

图 12-4 肾皮质 HE 100×

1. ________________ 2. ________________

3. ________________

1. ________________

2. ________________

3. ________________

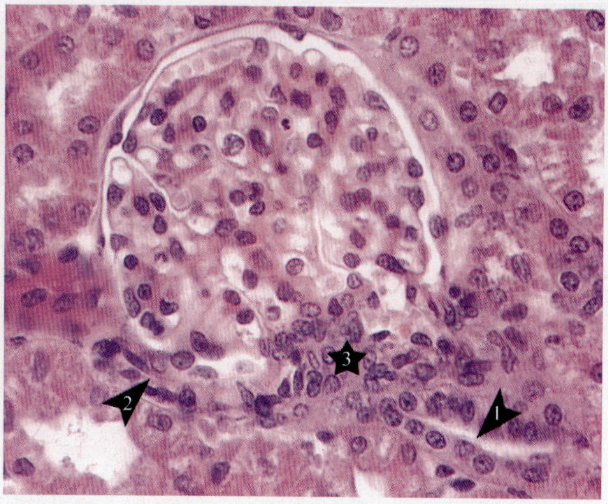

图 12-5 肾小体 HE 400×

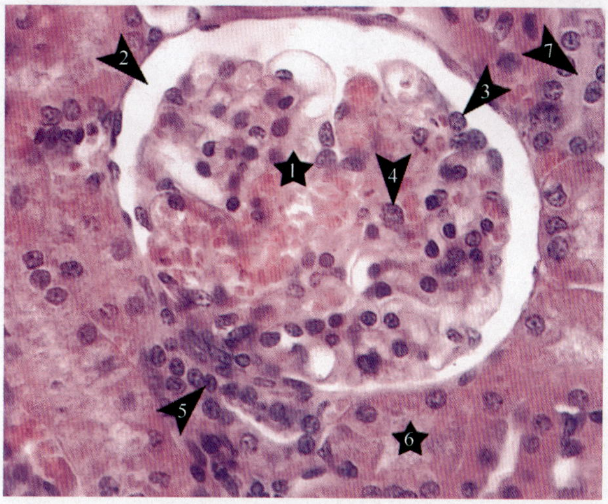

图 12-6 肾小体 HE 400×

1. ________________ 2. ________________

3. ________________ 4. ________________

5. ________________ 6. ________________

7. ________________

1. ________________

2. ________________

3. ________________

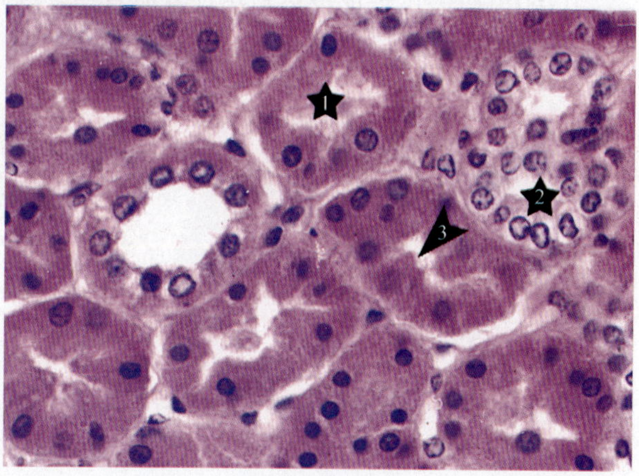

图 12-7 肾皮质 HE 400×

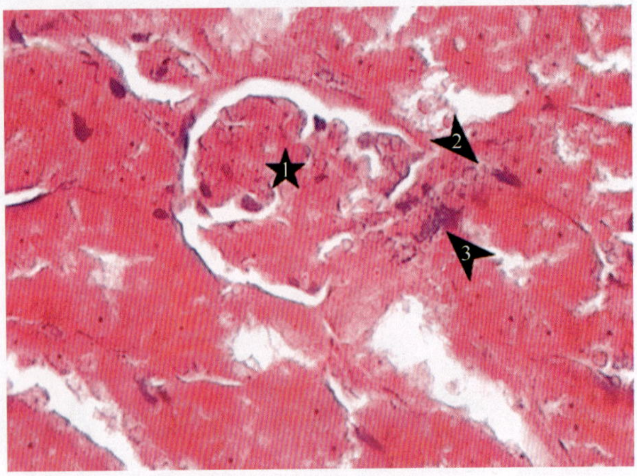

1. ________________

2. ________________

3. ________________

图 12-8　肾皮质　HE　400×

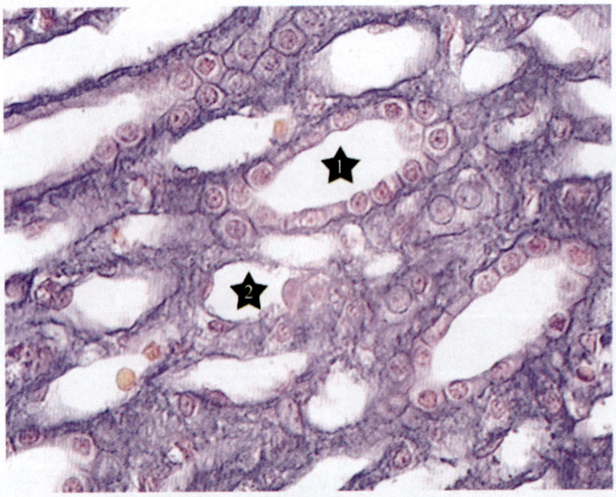

1. ________________

2. ________________

图 12-9　肾髓质　HE　400×

三、下列两幅图片，你能辨认它是什么器官吗？（10 分）

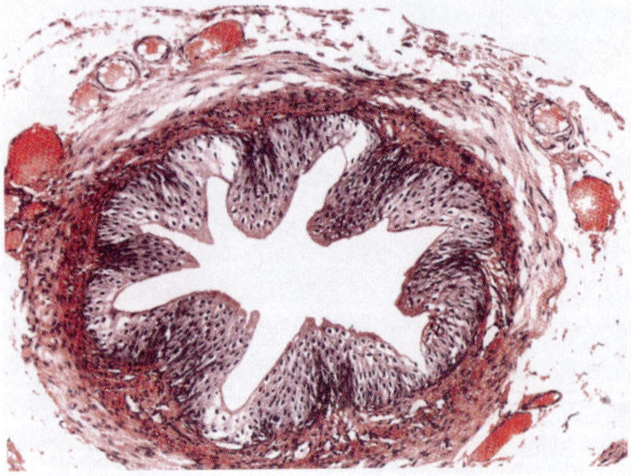

图 12-10 ________________ HE　40×

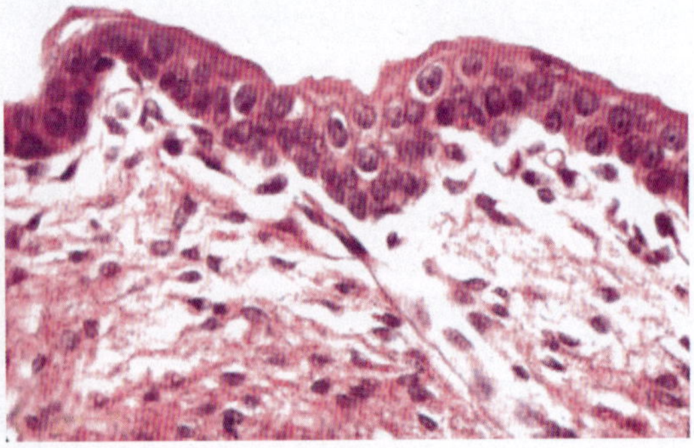

图 12-11 ________________ HE　400×

四、电镜透射像图学练习(25 分)

下面是近曲小管、肾小体滤过屏障电镜透射像图片,通过本章节的理论学习,你能否识别图片中箭头所指的是什么组织结构?试一试吧,你行的!

1. ______________

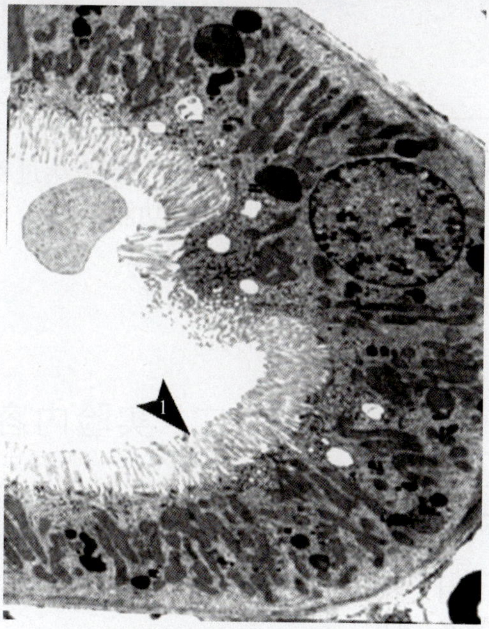

图 12-12 近曲小管透射像 1000×

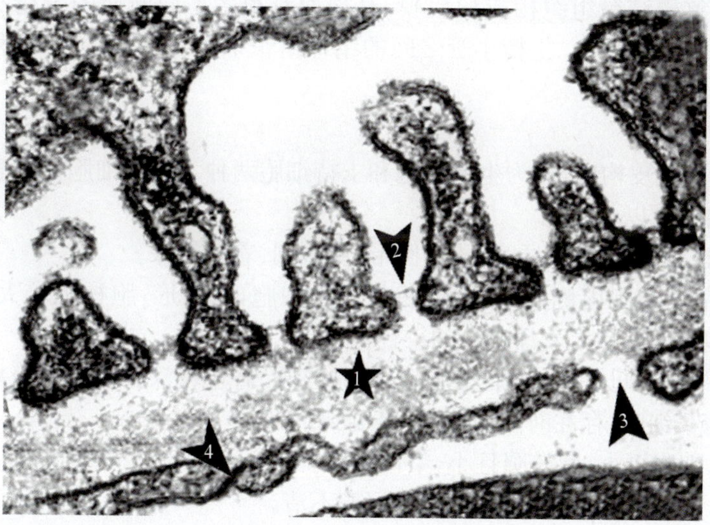

1. ______________

2. ______________

3. ______________

4. ______________

图 12-13 肾小体滤过屏障透射像 1000×

指导老师:______________

______年______月______日

实验十三　男性生殖系统

一、实验目的与要求

1. 掌握生精小管的结构，熟悉精子的发生过程。
2. 熟悉睾丸间质细胞的结构与功能。
3. 了解附睾管的结构特点与功能。
4. 熟悉前列腺的组织结构与功能。
5. 了解输精管的微细结构。

二、实验内容与方法

（一）睾丸

1. 取材　豚鼠的睾丸。

2. 染色　HE。

3. 肉眼观察　标本中呈椭圆形的为睾丸，它的一侧有一长条形的是附睾。

4. 低倍镜观察　表面有致密结缔组织构成的白膜，其深面有很多不同断面的生精小管，管壁厚，由多层大小不一的细胞构成。生精小管之间的结缔组织中血管丰富，并含体积较大的间质细胞。

5. 高倍镜观察

(1) 生精小管：管壁由生精上皮构成，分为生精细胞和支持细胞两种。生精细胞按发育过程有秩序地排列，从外向内可见以下细胞。

1) 精原细胞：位于基膜上，细胞较小，呈圆形或椭圆形，胞核圆、着色较深。

2) 初级精母细胞：位于精原细胞内侧，为数层体积较大的细胞，呈圆形，胞核圆较大。细胞常处于有丝分裂前期，胞核内有粗大着深蓝色的染色体。

3) 次级精母细胞：位于初级精母细胞内侧，细胞较小，胞核圆、着色较深。由于次级精母细胞形成后，立即分裂为精子细胞，存在时间短，故不易见到。

4) 精子细胞：靠近腔面，细胞更小，胞核圆且小，染色较深。

5) 精子：精子头呈镰状，成群聚集在支持细胞顶端，尾部不清。

支持细胞：位于生精细胞之间，其形状难以辨认，胞核呈卵圆形，其长轴与管壁垂直，染色质很细，着色浅，核仁明显。

(2) 间质细胞：位于生精小管间的结缔组织内，细胞呈圆形或多边形，单个或成群分布，胞核常偏位，着色浅，胞质嗜酸性，含小脂滴。

（二）附睾（示教）

1. 取材　豚鼠的附睾。

2. 染色　HE。

3. 肉眼观察　在睾丸一侧有一长条形的组织为附睾。

4. 低倍镜观察　表面有结缔组织构成的被膜。其内有两种管道，输出小管组成附睾的头，其管壁较薄，管腔起伏不平；附睾管组成附睾的体和尾，其管壁较厚，管腔平整。

5. 高倍镜观察

（1）睾丸输出小管：上皮由立方细胞和纤毛柱状细胞相隔排列而成，基膜外有少量环行的平滑肌。

（2）附睾管：上皮为假复层柱状，表面有细长微绒毛，基膜外平滑肌较多。管腔内有许多精子。

（三）前列腺

1. 取材　人的前列腺。

2. 染色　HE。

3. 肉眼观察　标本一侧的表面染色深红为被膜，其深面有许多大小不等、形状不一的腔隙，即前列腺腺泡腔，其余染成红色的是隔。

4. 低倍镜观察

（1）被膜和隔：表面有致密结缔组织和平滑肌组成的被膜，被膜组织伸入腺实质，构成隔，约占实质的 1/3。

（2）腺泡：腺腔较大，腔面形状不规则，由于腺上皮形成皱襞所致。腔内有圆形或椭圆形染成红色的凝固体，呈同心圆排列。若凝固体钙化则形成前列腺结石。

5. 高倍镜观察　同一腺泡的腺上皮形态不一，多为单层柱状或假复层柱状上皮，亦可有单层立方或单层扁平上皮。

（四）输精管

1. 取材　人的输精管。

2. 染色　HE。

3. 肉眼观察　标本为输精管横切面，管壁很厚，管腔窄小。

4. 低倍镜观察　管壁分为黏膜、肌层和外膜三层。

（1）黏膜：上皮为假复层纤毛柱状，固有层为结缔组织。黏膜突入管腔形成皱襞。

（2）肌层：很厚，由内纵、中环、外纵三层平滑肌纤维构成。

（3）外膜：由结缔组织组成。

图学练习

______年______月______日　第______周　星期______　　记分______

一、示教图片

仔细观察“睾丸整体观”示教图片。

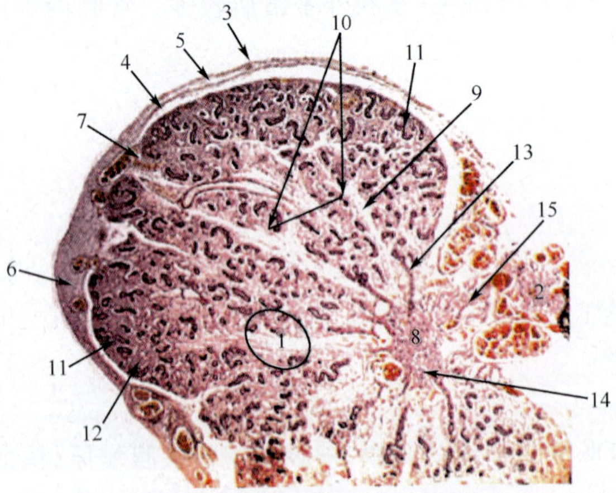

1. 睾丸　2. 附睾管　3. 睾丸鞘膜壁层
4. 睾丸鞘膜脏层　5. 睾丸鞘膜腔
6. 白膜　7. 血管膜　8. 睾丸纵隔
9. 睾丸小隔　10. 睾丸小叶
11. 生精小管　12. 睾丸间质
13. 直精小管　14. 睾丸网
15. 睾丸输出小管

图 13-1　睾丸整体观　HE　40×

二、看图填空(40 分)

从图 13-2 始至图 13-8，我们将看到的是一个从睾丸、附睾管等低倍镜的组织结构图像逐渐各自扩展到高倍镜组织结构图像的全过程。请同学们按要求填空。

1. ______________
2. ______________

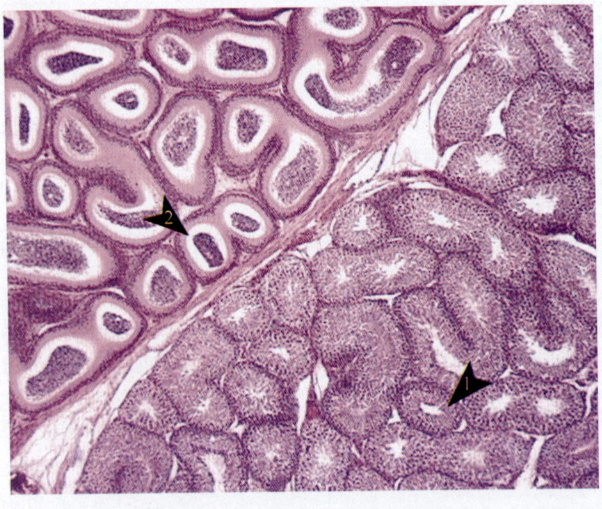

图 13-2　睾丸　HE　40×

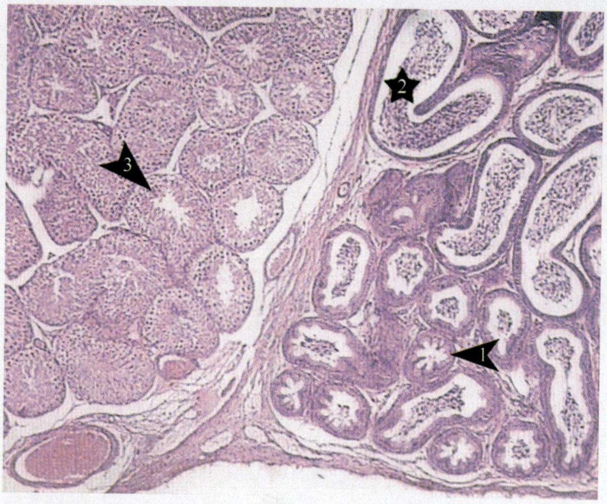

1. ______________

2. ______________

3. ______________

图 13-3 睾丸 HE 40×

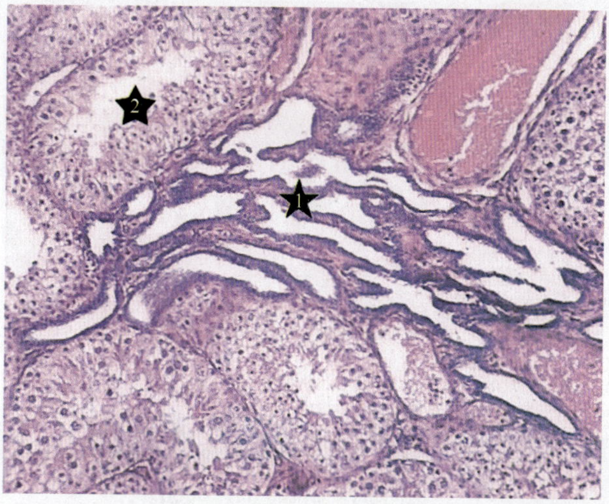

图 13-4 睾丸 HE 100×

1. ______________

2. ______________

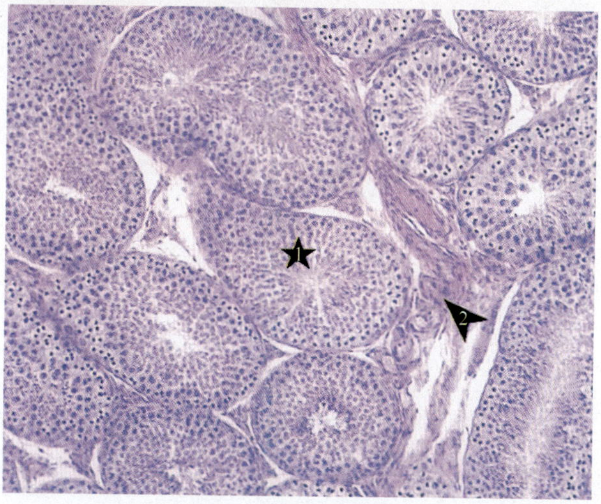

1. ______________

2. ______________

图 13-5 睾丸 HE 100×

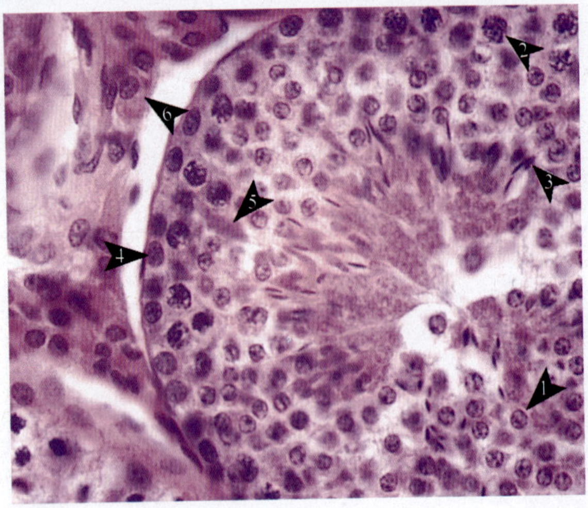

1. ________ 2. ________

3. ________ 4. ________

5. ________ 6. ________

图 13-6 生精小管 HE 400×

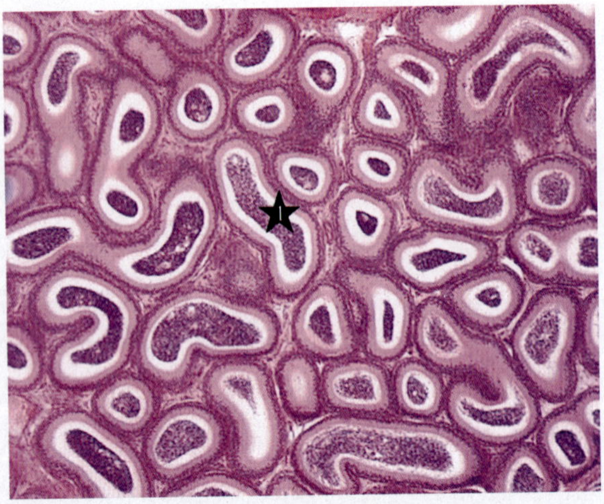

1. ________

图 13-7 附睾 HE 100×

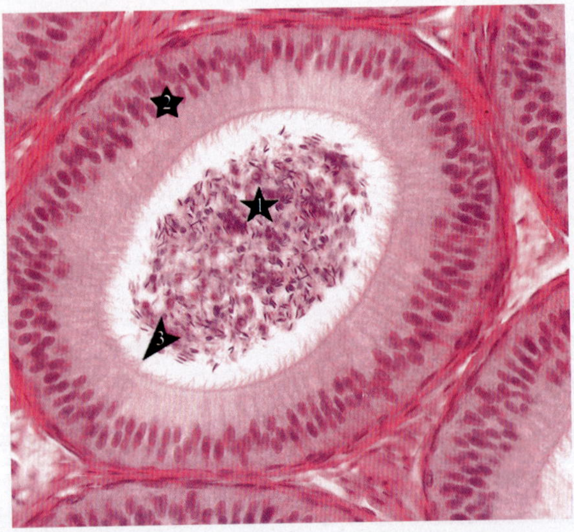

1. ________

2. ________

3. ________

图 13-8 附睾管 HE 400×

三、猜一猜，这是什么器官？（30 分）

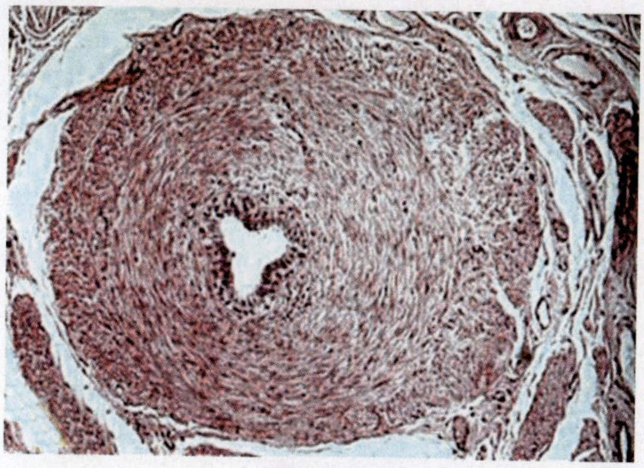

图 13-9 ____________（横切面） HE 40×

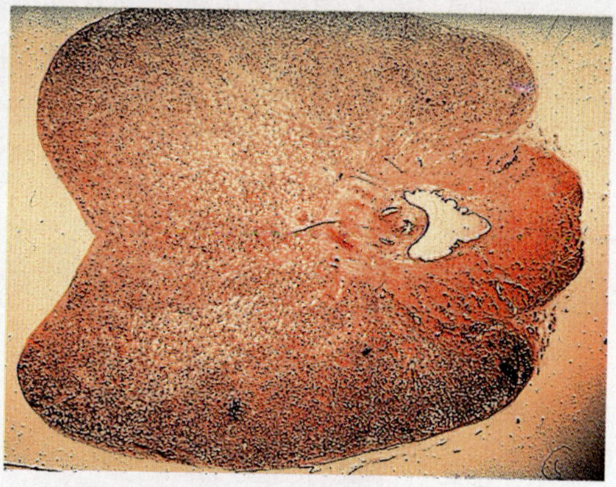

图 13-10 ____________（横切面） HE 40×

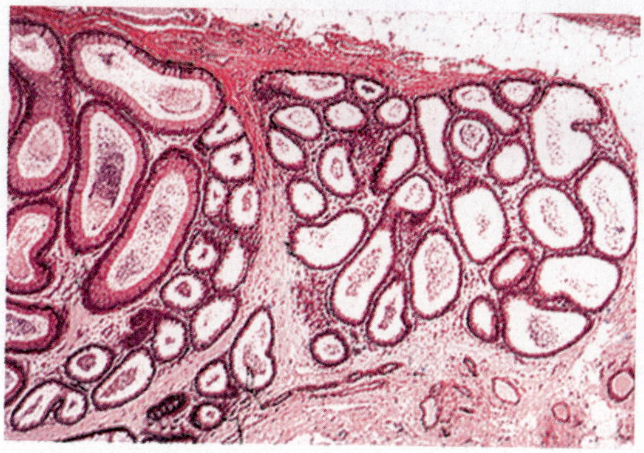

图 13-11 ____________ HE 40×

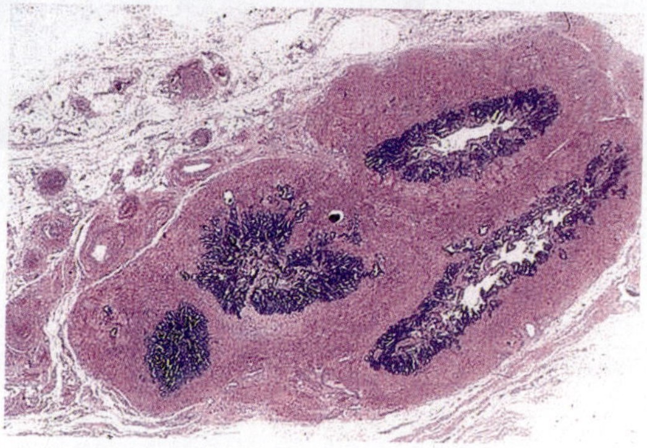

图 13-12 ____________ HE 100×

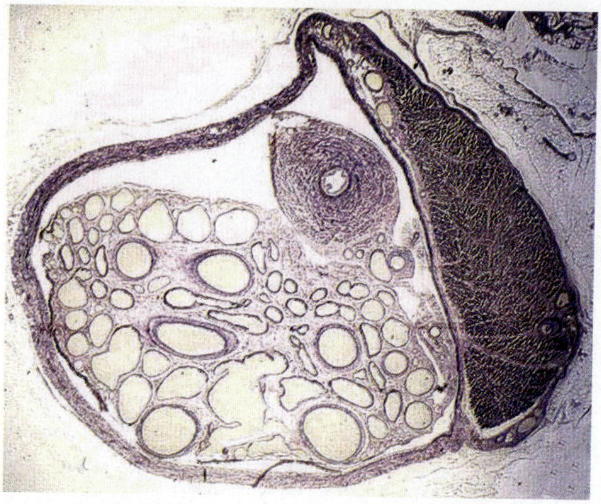

图 13-13 ____________ HE 40×

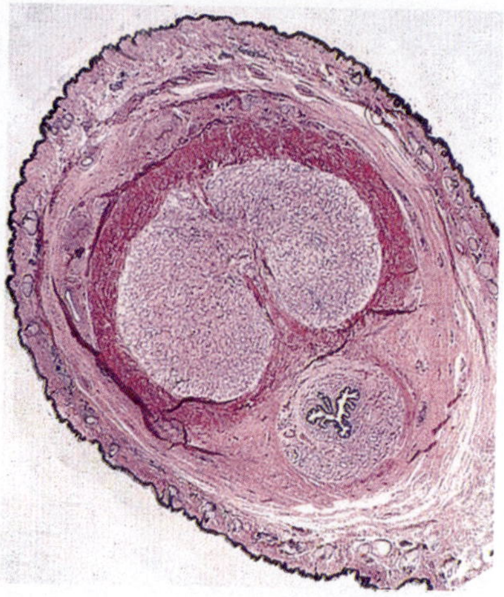

图 13-14 ____________ HE 40×

四、绘图(30 分)

下列是一幅不完整的生精小管高倍镜图片，请在空白区继续补充绘制生精上皮的各种生精细胞，并用线条把图片旁的文字与绘好的组织结构一一相连起来。

精子

支持细胞

精原细胞

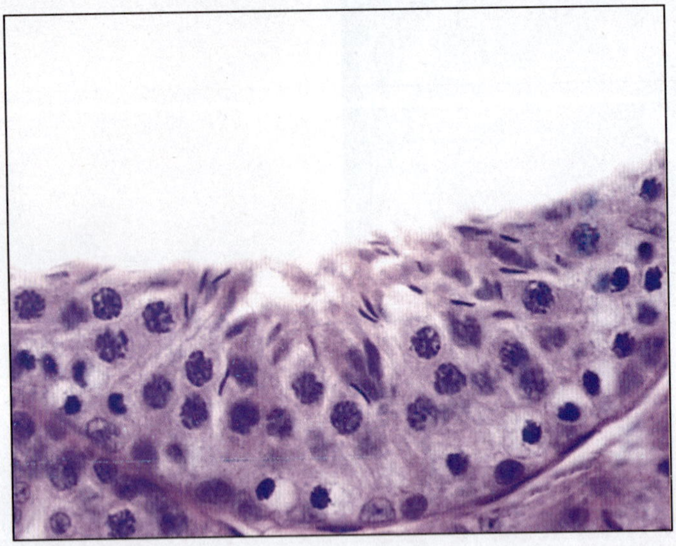

精子细胞

初级精母细胞

间质细胞

图 13-15　生精小管　HE　400×

指导老师：________________

______年______月______日

实验十四 女性生殖系统

一、实验目的与要求

1. 熟悉卵巢皮质的结构。
2. 掌握各级卵泡的结构特点。
3. 掌握黄体的结构与功能。
4. 熟悉子宫壁的分层,掌握增生期和分泌期子宫内膜的结构特点。
5. 熟悉静止期乳腺的微细结构,了解活动期乳腺的微细结构。
6. 掌握子宫颈黏膜的结构特点。
7. 了解输卵管的微细结构。

二、实验内容与方法

(一) 卵巢

1. 取材 兔的卵巢。

2. 染色 HE。

3. 肉眼观察 标本为卵圆形,周围部分为皮质,可见大小不等的空泡,即发育中的卵泡。中央着色较浅的狭窄部分为髓质。

4. 低倍镜观察

(1) 被膜:由表面的单层扁平或立方上皮及深面薄层结缔组织的白膜组成。

(2) 皮质:占卵巢的大部分,含许多大小不一的各期卵泡,卵泡间为富含梭形细胞的结缔组织。

(3) 髓质:狭小,由疏松结缔组织构成,血管较多。皮质和髓质无明显的界限。

5. 高倍镜观察 重点观察各期发育的卵泡。

(1) 原始卵泡:位于皮质浅部,数量很多。体积小,由中央一个初级卵母细胞和周围一层扁平的卵泡细胞构成。卵细胞较大,胞核大而圆,呈空泡状,核仁明显。卵泡细胞的界限不清楚,胞核为扁圆形。

(2) 初级卵泡:中央仍为初级卵母细胞,体积稍大,周围是单层立方或矮柱状或多层卵泡细胞,卵细胞与卵泡细胞间有一层嗜酸性的透明带。

(3) 次级卵泡:卵泡细胞间出现大小不一的腔隙或合并成一个大腔,即卵泡腔,内含卵泡液。初级卵母细胞和周围的一些卵泡细胞被挤至卵泡一侧,形成卵丘。卵细胞增大,紧靠卵细胞的一层卵泡细胞成为柱状,呈放射状排列,即放射冠。另一部分卵泡细胞分布在卵泡壁的腔面,称为粒层。卵泡壁外面为卵泡膜,由结缔组织构成。分内外两层,内膜层含细胞和小血管较多，外膜层含纤维多。

(4) 成熟卵泡：是卵泡发育的最后阶段，体积增大至直径 1cm 左右，向卵巢表面突出。切片中无成熟卵泡。

(5) 闭锁卵泡：即退化的卵泡，可发生在卵泡发育的各期，故闭锁卵泡的结构不完全相同。表现为卵细胞形状不规则或萎缩消失，透明带皱缩，卵泡壁塌陷等。

(6) 间质腺：是次级卵泡退化时，卵泡膜内膜层细胞变肥大，呈多边形，胞质为空泡状，着色浅。这些细胞被结缔组织和血管分隔成细胞团或索，即间质腺。兔的间质腺较多。

(二) 妊娠黄体(示教)

1. 取材　兔的卵巢。

2. 染色　HE。

3. 高倍镜观察　黄体体积大，表面包裹结缔组织的被膜，其深面大多数为着色浅的粒黄体细胞，细胞体积较大；少数为着色较深的膜黄体细胞，细胞体积较小。腺细胞之间血管丰富。

(三) 输卵管(示教)

1. 取材　人的输卵管。

2. 染色　HE。

3. 低倍镜观察　管壁由黏膜、肌层和浆膜构成。重点观察黏膜，其皱襞发达，高而有分支，几乎充满整个管腔。

4. 高倍镜观察

(1) 黏膜：表面为单层柱状上皮，纤毛明显，固有膜为薄层疏松结缔组织。

(2) 肌层：为内环、外纵两层平滑肌。

(3) 外膜：为浆膜。

(四) 子宫(增生期)

1. 取材　人的子宫。

2. 染色　HE。

3. 肉眼观察　标本为长方形，一端染成紫色的为黏膜，其余部分很厚，染成红色的为肌层。

4. 低倍镜观察　分辨子宫壁的内膜、肌层和浆膜层。

(1) 内膜：由单层柱状上皮和较厚的固有层组成。固有层中含子宫腺，为直管腺，数量不多。螺旋动脉较少。

(2) 肌层：很厚，由许多平滑肌束和结缔组织构成。肌纤维排列方向不一致，中部的结缔组织中含血管较多。

(3) 浆膜：由薄层结缔组织和间皮构成。

5. 高倍镜观察　着重观察内膜。

(1) 子宫腺：较直，腺腔较小且无分泌物，腺上皮与内膜上皮相同，亦为单层柱状上皮。

(2) 基质细胞：数量多，呈梭形或星形，细胞界限不清楚，胞核较大为卵圆形。

(五) 子宫分泌期(示教)

1. 取材　人的子宫。
2. 染色　HE。
3. 肉眼观察　标本为长方形，一侧染成紫色为内膜，其余染成红色为肌层。
4. 低倍镜观察　分辨子宫壁三层。
5. 高倍镜观察　着重观察内膜，注意与增生期相比较，将观察结果记录于表 14-1。

表 14-1　子宫内膜增生期与分泌期结构的比较

	增生期	分泌期
内膜厚度		
腺体数量		
腺体结构		
结缔组织		
血管		

(六) 子宫颈(示教)

1. 取材　人的子宫颈。
2. 染色　HE。
3. 低倍镜观察　着重观察黏膜。

子宫颈分为阴道部和阴道上部。阴道上部黏膜表面形成许多皱襞，相邻皱襞之间的裂隙形成腺样的隐窝，其横切面或斜切面易误认为腺体。黏膜及隐窝的上皮均为单层柱状上皮。宫颈阴道部表面为复层扁平上皮。在子宫外口处上皮突然由单层柱状上皮变为复层鳞状上皮。

(七) 静止期乳腺

1. 取材　人的乳腺。
2. 染色　HE。
3. 肉眼观察　标本为乳腺中的一小部分，着蓝紫色的小团组织为乳腺小叶，着色浅的是脂肪组织。
4. 低倍镜观察　大部分为结缔组织，其中含有脂肪细胞。乳腺小叶较分散，小叶是由腺泡、导管及疏松结缔组织组成，一般无脂肪组织。小叶间为结缔组织，内含小叶间导管，由复层柱状上皮构成。

5. 高倍镜观察　小叶内腺泡稀少，腺腔狭窄或不明显，与小导管难以分辨。

(八) 分泌期乳腺(示教)

1. 取材　羊的乳腺。

2. 染色　HE。

3. 肉眼观察　标本为乳腺的小部分，被分隔为若干小叶，小叶内有粉红色小圆块，此为腺泡腔内的乳汁。

4. 低倍镜观察　腺体发达，结缔组织少。小叶内的腺泡形态不一致，由于处于不同的分泌时期所致。小叶间导管较大，由复层柱状上皮构成。

5. 高倍镜观察　着重观察腺泡。

腺泡由单层上皮围成。有的腺腔内有大量染成红色的乳汁，腺上皮呈扁平或立方状；有的腺腔内无乳汁，腺上皮呈高柱状。

图学练习

______年____月____日　　第____周　　星期____　　记分______

一、示教图

1. 卵巢皮质各级卵泡发育模式图

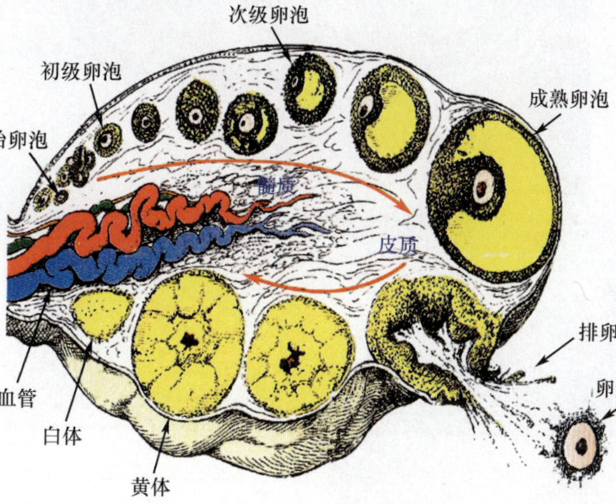

图 14-1　卵巢整体观切面模式图

二、认图(10 分)

根据模式图,辨认光镜下卵巢皮质各级发育中的卵泡的微细结构像,并把结构名称填在横线上。

1. ____________　2. ____________

3. ____________　4. ____________

5. ____________

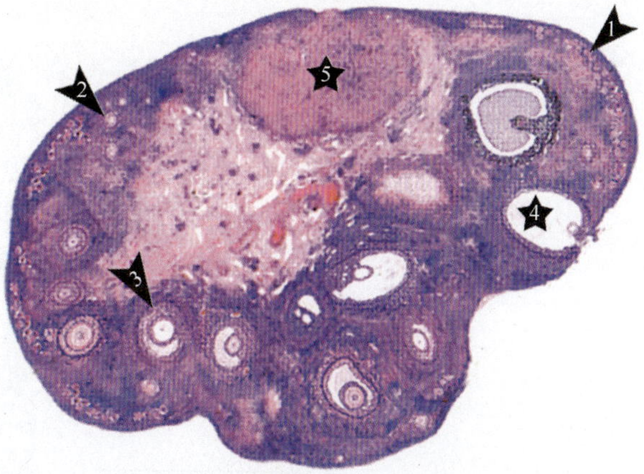

图 14-2　卵巢整体观切面光镜图　40×

三、学与做(50 分)

"学"→ 看光镜下图像——"卵泡的发育与成熟"系列。"做"→ 填补空格中的组织细胞结构,加强绘图实训练习。

(一)"学"→ 学会看图(25 分)

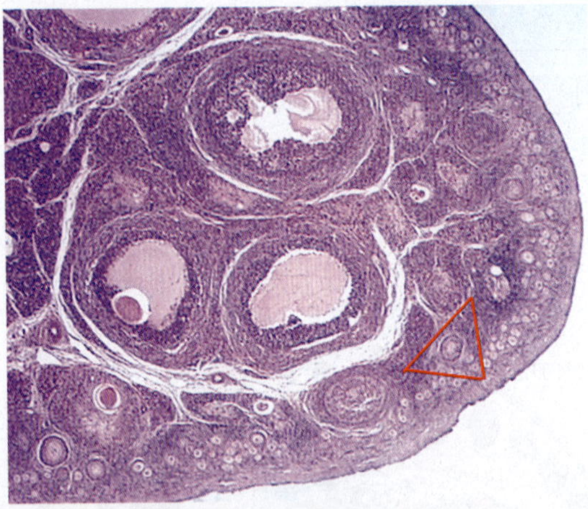

图 14-3 卵巢 HE 40×

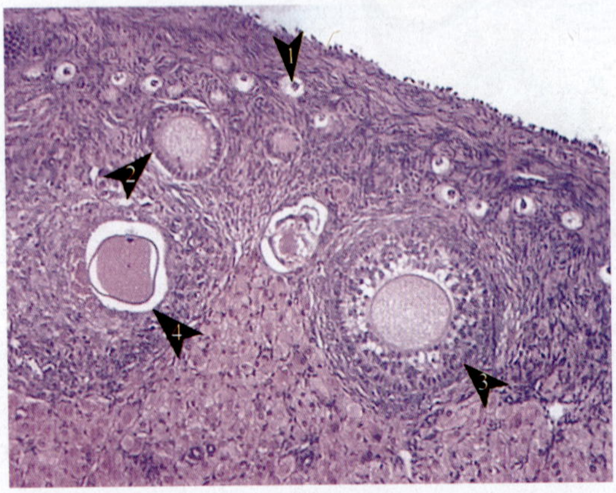

图 14-4 卵巢 HE 40×

1. ________________

2. ________________

3. ________________

4. ________________

1. ________________

2. ________________

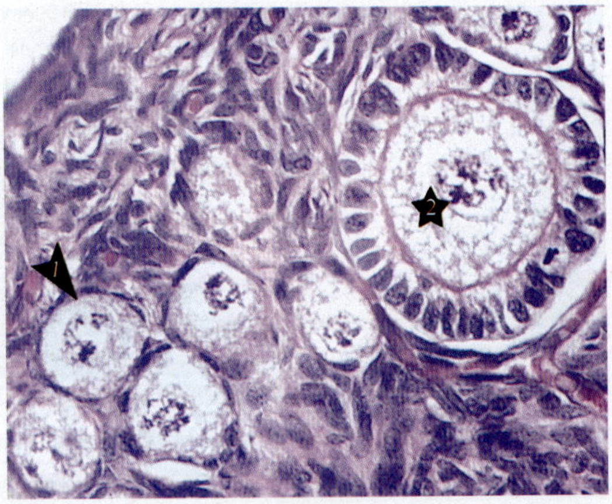

图 14-5 卵巢 HE 100×

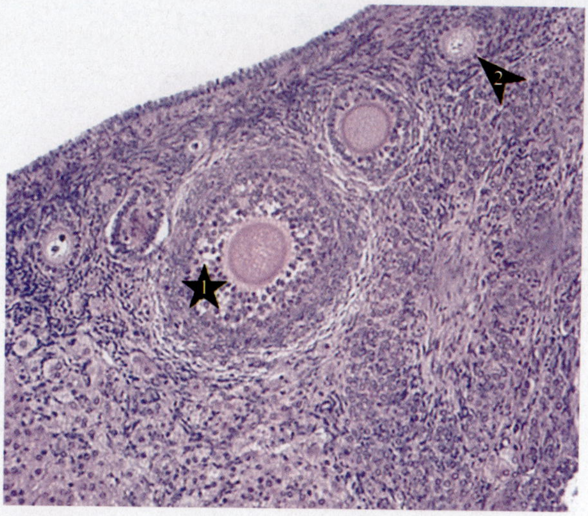

1. ________________

2. ________________

图 14-6 卵巢 HE 40×

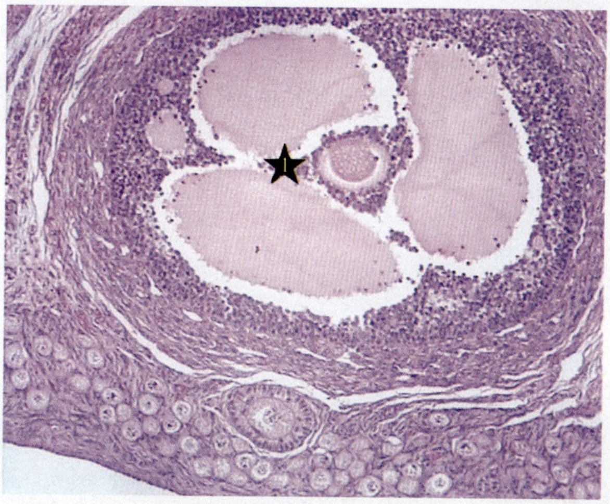

图 14-7 卵巢 HE 40×

1. ________________

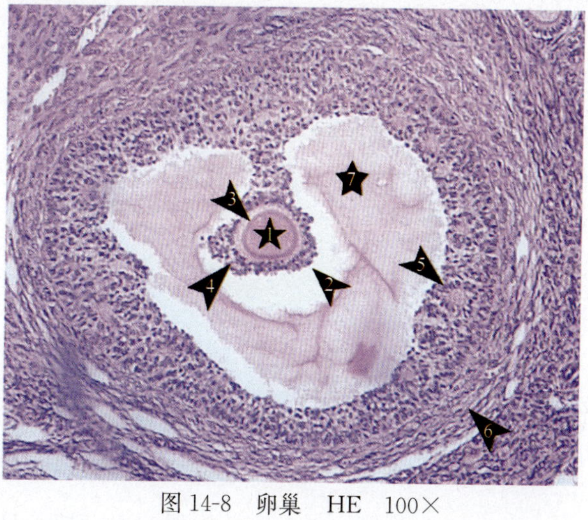

1. ________________ 2. ________________

3. ________________ 4. ________________

5. ________________ 6. ________________

7. ________________

图 14-8 卵巢 HE 100×

(二)“做”→ 绘图练习(25 分)

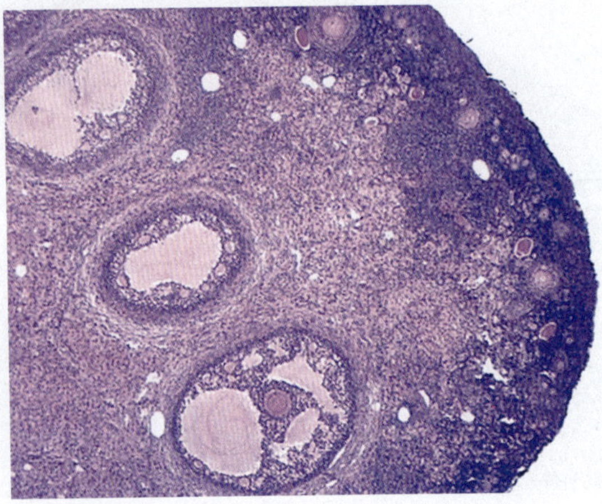

第一步：绘制一个原始卵泡

原始卵泡

初级卵泡

次级卵泡

图 14-9 卵巢 HE 40×

四、看图填空(28分)

我们先看看子宫冠状切面模式图,然后在光镜下分清子宫壁的层次与子宫内膜的变化。

(一)模式图

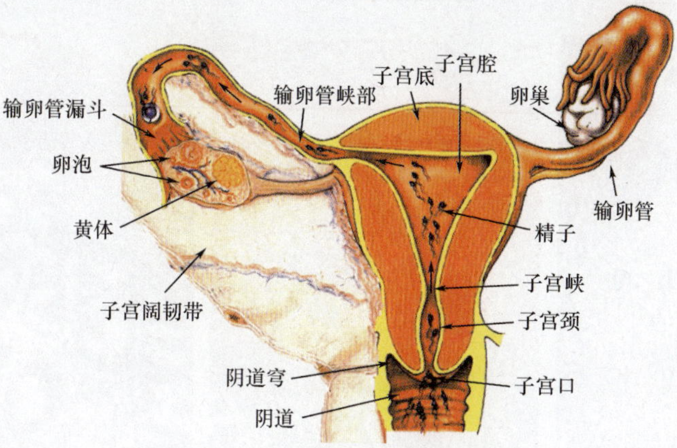

图 14-10 子宫冠状切面整体观模式图

(二)填空

1. 子宫横切面观 用线条划分子宫管壁横切面的层次。

1. 子宫内膜

2. 子宫肌层

3. 外膜

4. 子宫腺

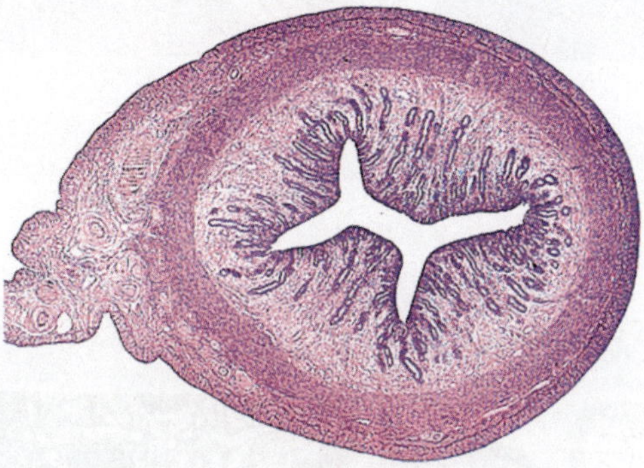

图 14-11 子宫管壁横切面 HE 40×

2. 子宫纵切面观 用线条划分子宫管壁横切面的层次。

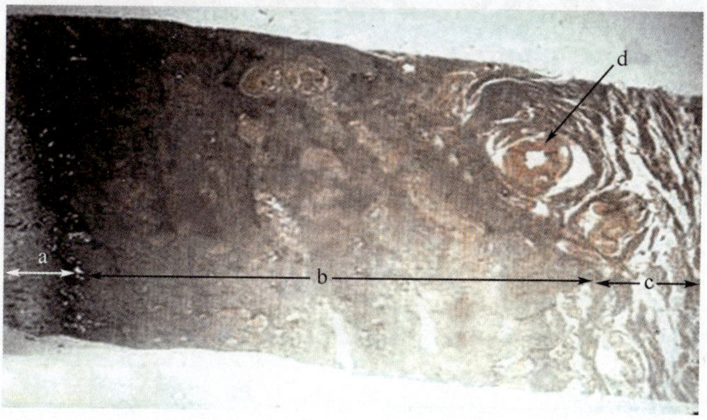

a. ________________

b. ________________

c. ________________

d. ________________

图 14-12 子宫壁纵切面 地衣红染色 40×

3. 比较图 14-13 中各图，仔细观察子宫内膜的微细结构变化在横线上注明所属的周期，然后把上下两行中相对应的子宫内膜周期性变化图片连接起来。

A. ________________　　B. ________________　　C. ________________

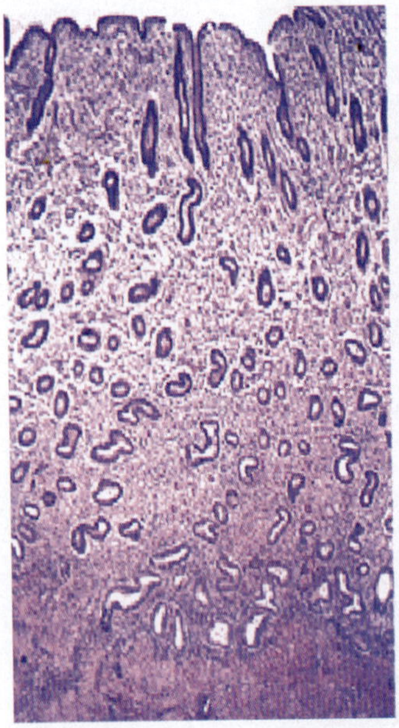

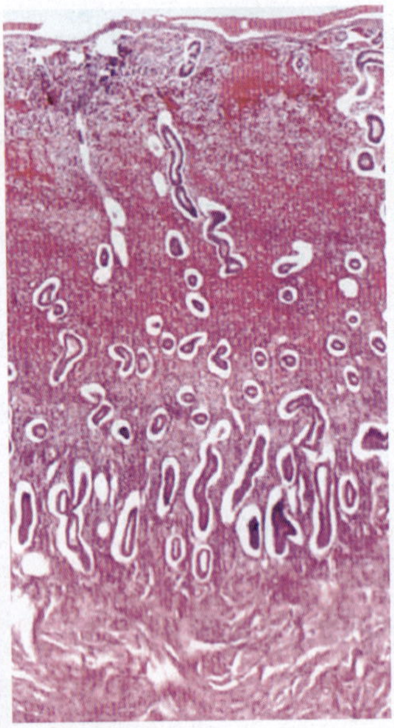

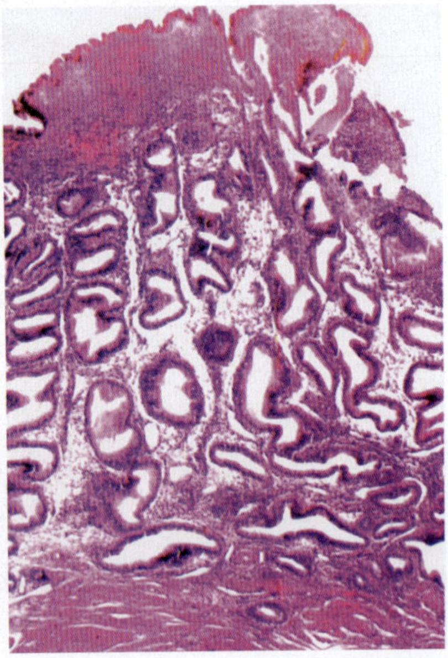

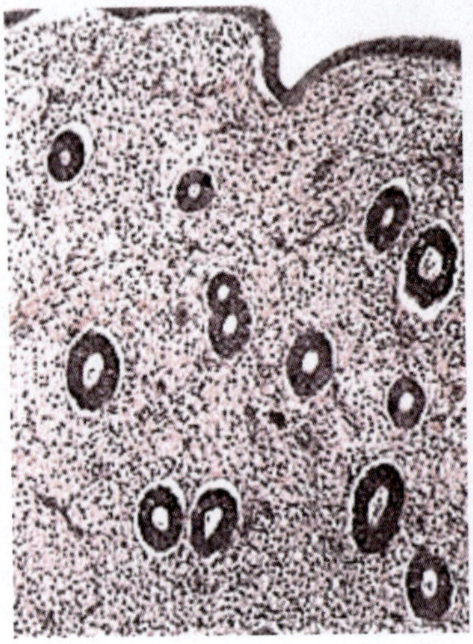

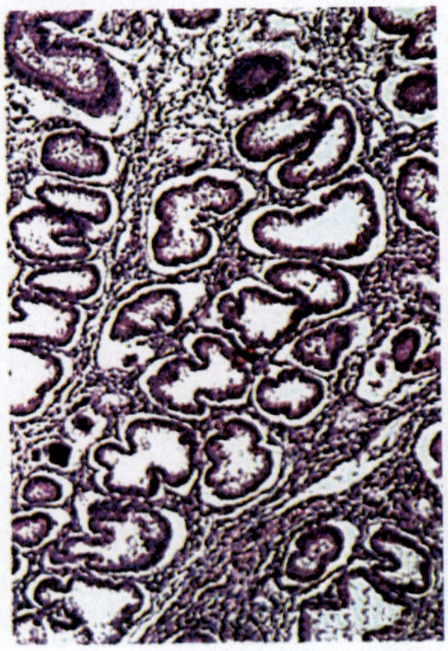

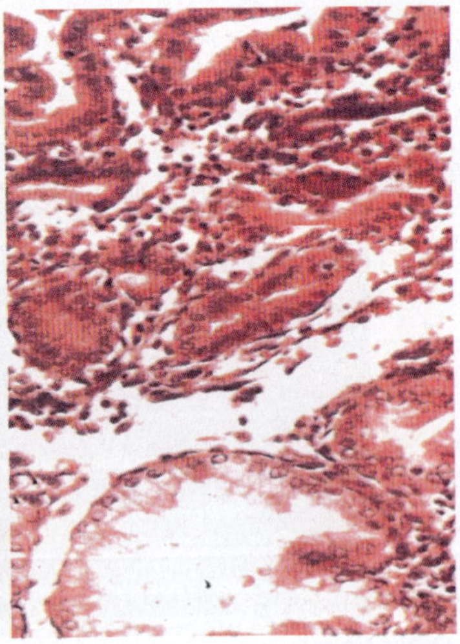

D. ________________　　E. ________________　　F. ________________

图 14-13　子宫内膜　HE　40×～100×

五、看图辨认器官(12 分)

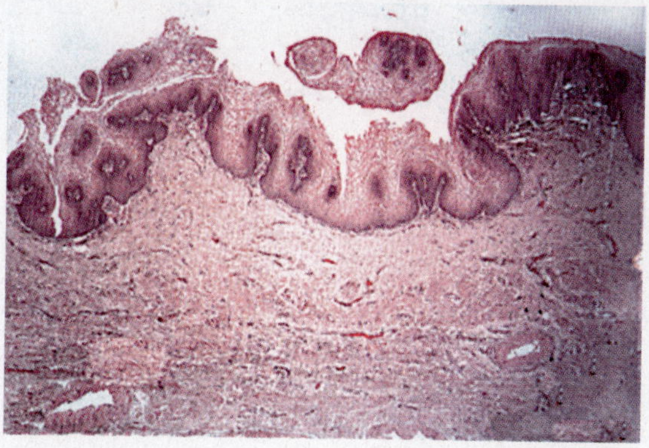

1. ________________

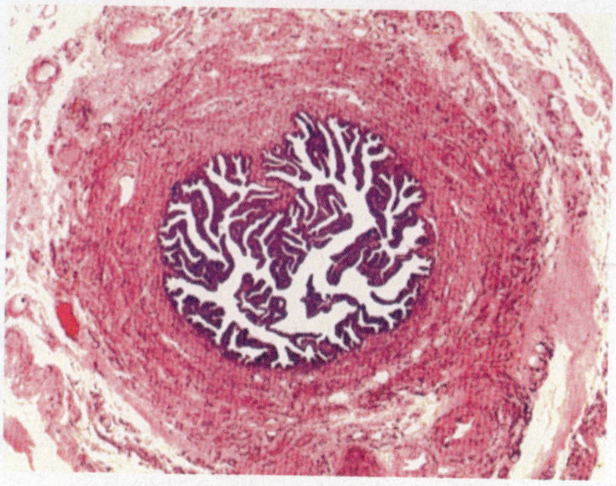

2. ________________

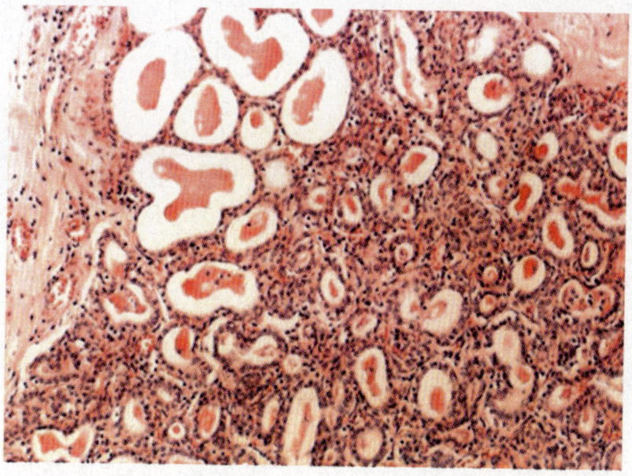

3. ________________

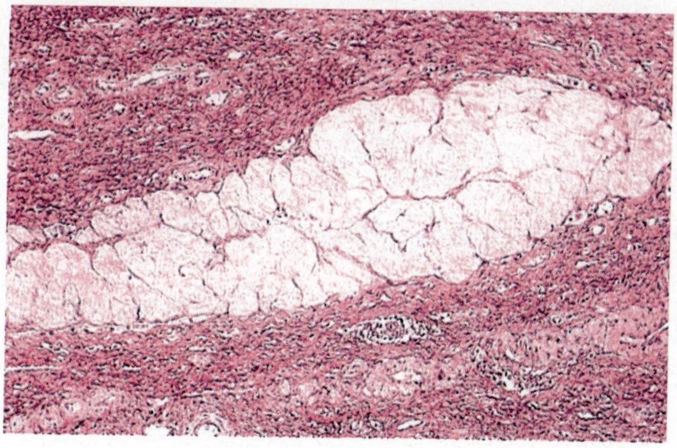

4. ________________

图 14-14 女性生殖系统 40×～100×

指导老师：________________

______年______月______日

实验十五　皮肤、眼与耳

一、实验目的与要求

1. 掌握掌皮、头皮、体皮的组织结构特点。
2. 了解汗腺、皮脂腺和毛发的微细结构。
3. 熟悉眼球壁的分层及各层的结构特点。
4. 了解眼内容物的组成及结构。
5. 熟悉眼睑的分层并了解其结构。
6. 熟悉内耳的组成。
7. 掌握壶腹嵴、位觉斑及螺旋器的结构特点及功能。

二、实验内容与方法

（一）掌皮

1. 取材　人的掌皮。

2. 染色　HE。

3. 肉眼观察　标本的一侧表面染成红色及其深面染成蓝色为表皮，另一侧染色浅、呈网状是皮下组织，两者之间为粉红色的真皮。

4. 低倍镜观察　分辨表皮、真皮和皮下组织。

(1) 表皮：为角化的复层扁平上皮。表面染成红色，很厚的是角质层，上皮与真皮交界处凹凸不平。

(2) 真皮：位于表皮下方，可分为两层。

1) 乳头层：紧靠表皮，较薄，由疏松结缔组织构成。此层组织向表皮基底面突出形成许多乳头状隆起，称为真皮乳头。

2) 网状层：在乳头层下方，较厚，由致密结缔组织构成。此层与乳头层无明显界限。

(3) 皮下组织（浅筋膜）：位于网状层的深面，由疏松结缔组织和脂肪组织构成。此层与网状层无明显界限。有时可见体积大、由扁平细胞呈同心圆排列的环层小体。

5. 高倍镜观察　重点观察表皮的分层及汗腺的结构。

(1) 表皮：由基层向表面观察。

1) 基底层：为一层矮柱状的基底细胞，胞质嗜碱性较强。

2) 棘层：为数层多边形细胞，界限清楚，相邻细胞棘状突起相接形成细胞间桥，此细胞称为棘细胞。

3) 颗粒层：为2～3层梭形细胞，胞质内含许多大小不一的蓝紫色颗粒，称为透明角质颗粒。

4）透明层：为2～3层扁平细胞，胞核已退化消失，细胞呈均质透明状，胞质染成红色，细胞界限不清。

5）角质层：由许多层角质细胞组成，无细胞核，细胞呈嗜酸性均质状，界限不清。该层有螺旋状的汗腺导管穿行，故呈一连串的腔隙。

（2）真皮：

1）真皮乳头：内含许多毛细血管或触觉小体，后者为椭圆形，外包结缔组织被囊，内由数层横列的扁平触觉细胞构成。

2）汗腺：为单管腺，由分泌部和导管组成。分泌部位于真皮的深层或皮下组织中，由于分泌部盘曲成团，故呈群存在。分泌部管径较粗，由单层矮柱状上皮围成，腺细胞染色较浅。腺细胞与肌膜之间有肌上皮细胞，胞质染色较深，胞核小而着色较深。导管的管径较细，由两层立方上皮细胞构成，细胞小，胞质嗜碱性，染色深。

（二）头皮

1. 取材　人的头皮。

2. 染色　HE。

3. 肉眼观察　标本一侧呈薄层蓝紫色的为表皮，表皮下方较厚染成红色的为真皮，其中有斜行蓝紫色的毛囊。真皮深面染色浅的是皮下组织。

4. 低倍镜观察　分辨表皮、真皮和皮下组织。

（1）表皮：较薄，由角化的复层扁平上皮组成。角质层和颗粒层很薄，透明层不明显。

（2）真皮：较厚，由结缔组织组成。其中有皮脂腺、汗腺、毛囊及竖毛肌。

（3）皮下组织：为大量脂肪组织，可有毛囊和汗腺。

5. 高倍镜观察　重点观察毛囊、皮脂腺和竖毛肌。

（1）毛囊：选择一毛囊的纵切面观察。毛囊包裹着毛根，分为四层，内层由数层上皮细胞构成，称为上皮根鞘，外层由致密结缔组织构成，称为结缔组织鞘，与真皮组织无明显分界。毛根由数层含黑色素的角化上皮细胞构成。

（2）皮脂腺：位于毛囊与竖毛肌之间，为泡状腺。分泌部为实心的细胞团，外层细胞较小，染色较深，中心细胞体积大，多边形，胞质充满小脂滴，染色浅，胞核固缩或消失。导管短，由复层扁平上皮构成，与毛囊上皮相连。

（3）竖毛肌：位于毛发与皮肤所成的钝角侧，为一斜行的平滑肌束，它一端附于毛囊，另一端止于真皮乳头层。

（三）体皮

1. 取材　人的体皮。

2. 染色　HE。

3. 肉眼观察　标本为长方形，根据颜色大致分辨表皮、真皮和皮下组织。

4. 低倍镜观察　体皮与头皮的组织结构相似，主要不同是毛发少且细小，皮脂腺和竖毛肌少；表皮基底层细胞含黑色素颗粒较多。

（四）眼球

1. 取材　兔的眼球矢状切面。

2. 染色　HE。

3. 肉眼观察　眼球前部稍凸起，后部有视神经。

（1）眼球壁由三层膜构成。

1）纤维膜：位于眼球外层，染成红色，前部为角膜，后部为巩膜，在巩膜的前部表面被覆少许球结膜。

2）血管膜：位于纤维膜内面，呈棕黑色。紧贴巩膜内面为脉络膜，它向前增厚呈三角形为睫状体，再向前，游离于角膜之后是虹膜，中央的空隙为瞳孔（有的未切到）。

3）视网膜：位于眼球壁最内层。

（2）眼球内容物有房水、晶状体和玻璃体。

1）前房和后房：前房是角膜与虹膜之间的腔隙，后房是虹膜与晶状体、睫状体及玻璃体之间的腔隙。眼房内充满房水（已流失）。

2）晶状体：位于虹膜和玻璃体之间为染成红色的椭圆体。

3）玻璃体：位于晶状体与视网膜之间（不易分辨）。

4. 低倍镜观察　先观察眼球前部，再观察眼球后部，必要时可转高倍镜观察。

（1）角膜：表面为未角化的复层扁平上皮，上皮基部平整；中间为较厚的固有层，由平行排列的胶原纤维组成，含少量成纤维细胞，无血管；角膜内表面为单层扁平上皮。

（2）虹膜：可分为三层。

1）前缘层：位于虹膜前面，由一层不连续的成纤维细胞和色素细胞组成。

2）虹膜基质：由疏松结缔组织构成，内含丰富的色素细胞和血管。

3）上皮层：位于后面，由两层细胞组成。前层细胞分化成平滑肌纤维，很薄，染成红色，纵向排列，此为瞳孔开大肌；在瞳孔周缘有环行的瞳孔括约肌，肌纤维被横切。后层细胞充满色素，界限不清。

（3）睫状体：位于虹膜的后外侧，前与虹膜相连，后与脉络膜相接，切面呈三角形，内侧有许多睫状突。睫状体可分三层。

1）睫状肌层：位于外侧，是不同方向排列的平滑肌。

2）血管层：位于睫状肌内侧，是富含血管的结缔组织。

3）睫状上皮层：位于睫状体内表面，与视网膜相连，由两层细胞组成。外层为色素细胞，内层为胞质清亮的非色素细胞。

（4）晶状体：位于虹膜之后，呈双凸椭圆形，染成红色。前面有单层立方上皮即晶状体上皮。晶状体主要由许多平行排列的晶状体纤维组成。

（5）巩膜：位于眼球后部的外面，由致密结缔组织构成。

（6）脉络膜：位于巩膜内侧，由疏松结缔组织组成，内含丰富的血管和色素细胞。

（7）视网膜：位于脉络膜的内面，由一层色素上皮和三层神经元构成。色素上皮往往与视网膜分离而紧贴脉络膜。

5. 高倍镜观察　重点观察角膜缘和视网膜的四层细胞。

（1）角膜缘：为角膜与巩膜移行处。在角膜缘的内侧有巩膜静脉窦（许氏管），为一狭长腔隙，腔面被覆内皮。巩膜静脉窦的内侧为小梁网，由小梁和小梁间隙（方氏间隙）组成。

（2）视网膜：

1）色素上皮细胞：为单层立方细胞，胞质充满黑色素颗粒。

2）感光细胞：有视锥细胞和视杆细胞两种。感光细胞的树突伸向外侧，染成粉红色。视锥细胞的树突较粗，视杆细胞的树突呈细杆状，不易分辨。感光细胞的胞核呈椭圆形，密集排列成较厚的一层。

3）双极细胞：位于感光细胞内侧，胞核亦排列成较厚的一层。

4）节细胞：位于双极细胞的内侧，数量较少，胞体较大，胞核大而圆，染色浅，为多极神经元。

（五）眼睑（示教）

1. 取材　人的眼睑矢状切面。

2. 染色　HE。

3. 肉眼观察　标本一侧的表面染成蓝紫色的为皮肤；另一侧表面有薄层紫色的是睑结膜；皮肤与睑结膜相接处为睑缘。

4. 低倍镜观察　自外向内分五层。

（1）皮肤：较薄，真皮乳头染色浅，其皮内有毛囊、皮脂腺和汗腺。

（2）皮下组织：由薄层疏松结缔组织和少量脂肪组织构成。

（3）肌层：主要为环行的眼轮匝肌，骨骼肌纤维呈横切面。

（4）纤维层：主要由致密结缔组织形成的睑板构成，内有睑板腺（皮脂腺），腺中央有一导管，腔面衬以复层扁平上皮。

（5）睑结膜：由复层柱状上皮（部分上皮细胞已脱落）和薄层结缔组织固有层组成。眼睑基部有时可见一团浆液性腺泡，为副泪腺。

（六）内耳

1. 取材　豚鼠的内耳。

2. 染色　HE。

3. 肉眼观察　标本呈不规则形，一侧有一锥形结构为耳蜗的垂直切面，中央染成红色的为蜗轴。蜗轴两侧各有三、四个圆形断面，此为耳蜗的横切面。每个耳蜗的切面都被染成红色的螺旋板分为上下两部，上为前庭阶，下为鼓室阶。二者之间有一三角形的腔，即膜蜗管（中间阶）。

在耳蜗的四周染成红色的为颞骨的断面，其中有时可见半规管的断面。

4. 低倍镜观察

（1）蜗轴：由松质骨组成。由蜗轴突入耳蜗管内侧形成骨螺旋板，近蜗轴处有成群的双极神经元，即螺旋神经节。

（2）耳蜗：选择一结构完整的耳蜗断面观察。每个耳蜗有三个管腔，位于中部外侧呈三角形的是膜蜗管，其上方为前庭阶，下方为鼓室阶。

5. 高倍镜观察　重点观察膜蜗管基底膜上的螺旋器。膜蜗管分为上壁、外壁和下壁。

(1) 上壁：即前庭膜，为骨螺旋板至耳蜗外侧壁之间的一斜行薄膜，由结缔组织和两侧的单层扁平上皮(不易分辨)组成。

(2) 外壁：即血管纹，为耳蜗外壁的一部分，由含血管的复层柱状上皮组成。

(3) 下壁：由骨螺旋板和基底膜组成。基底膜含胶原纤维(听弦)，其上方有由支持细胞和毛细胞组成的螺旋器(科蒂器)。

1) 内、外柱细胞：基部较宽，位于基底膜上，内含圆形的胞核，胞体中部细长，彼此分离，顶端彼此嵌合，围成一个三角形的内隧道。柱细胞胞质染色深。

2) 内指细胞：位于内柱细胞的内侧，仅一行，胞核位于细胞中部。

3) 内毛细胞：位于内指细胞上方，呈烧瓶状，顶部有静纤毛，仅一行。

4) 外指细胞：位于外柱细胞的外侧，胞核居细胞中部，有3～4行。

5) 外毛细胞：位于外指细胞上方，呈柱状，顶部有静纤毛，亦有3～4行。

盖膜：覆盖在螺旋器的上方(经制片，盖膜与毛细胞分离)的胶质膜，主要由糖蛋白组成。

(七) 壶腹嵴(示教)

1. 取材　豚鼠的内耳。

2. 染色　HE。

3. 高倍镜观察　壶腹嵴是由壶腹的一侧黏膜增厚突向腔内而形成。黏膜上皮由支持细胞和毛细胞组成。支持细胞呈高柱状，位于肌膜上，胞核卵圆形，居细胞基部。毛细胞呈烧瓶状，细胞基部位于支持细胞之间。细胞顶端的长纤毛伸入圆顶状壶腹嵴帽内，壶腹帽为糖蛋白组成的胶状物。上皮下的固有膜由较厚的结缔组织组成。

(八) 位觉斑(椭圆囊斑和球囊斑)(示教)

1. 取材　豚鼠的内耳。

2. 染色　HE。

3. 高倍镜观察　位觉斑是由椭圆囊和球状囊一侧的黏膜增厚隆起而形成。黏膜上皮由支持细胞和毛细胞组成，上皮形态似壶腹嵴。主要不同是黏膜隆起较低，顶部的位砂膜表面含很小的紫红色碳酸钙结晶体，即位砂。

图学练习

______年____月____日　第____周　星期____　记分______

一、认图(15 分)

1. 分清皮肤的组成

a. ________________

b. ________________

c. ________________

d. ________________上皮

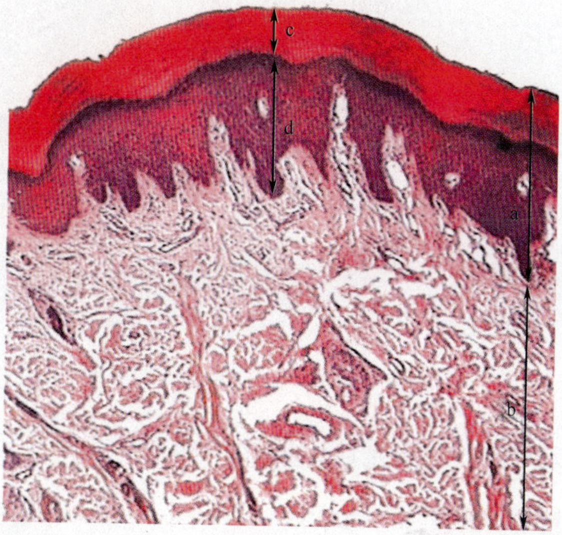

图 15-1　皮肤(掌皮)　HE　40×

2. 正确填上下列三种不同类型的皮肤图片

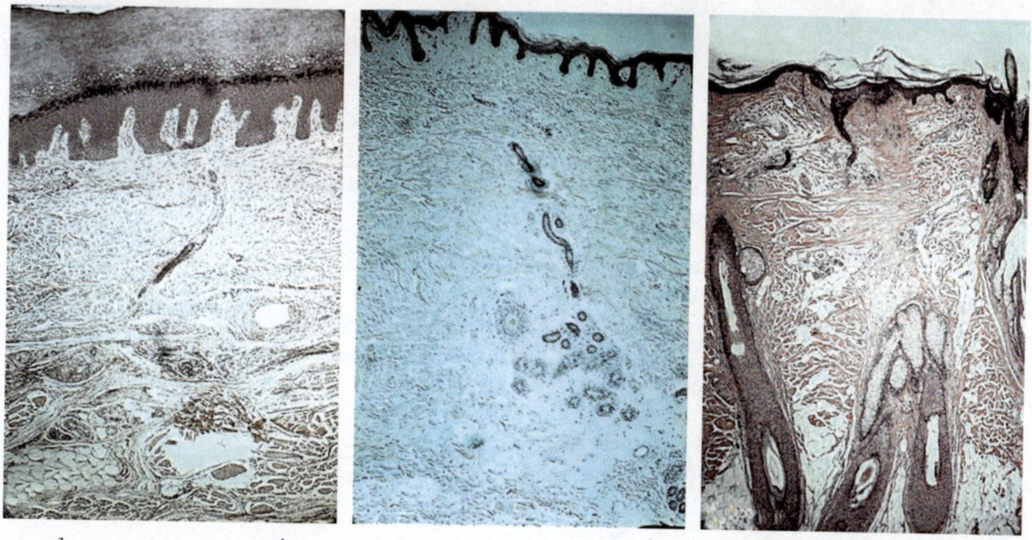

1. ________________皮　2. ________________皮　3. ________________皮

图 15-2　皮肤　HE　40×

二、看图划线(5 分)

用箭头或线把左、右两边相对应的结构连接起来。

①棘层

②基底层

③透明层

④角质层

⑤颗粒层

⑥真皮乳头层

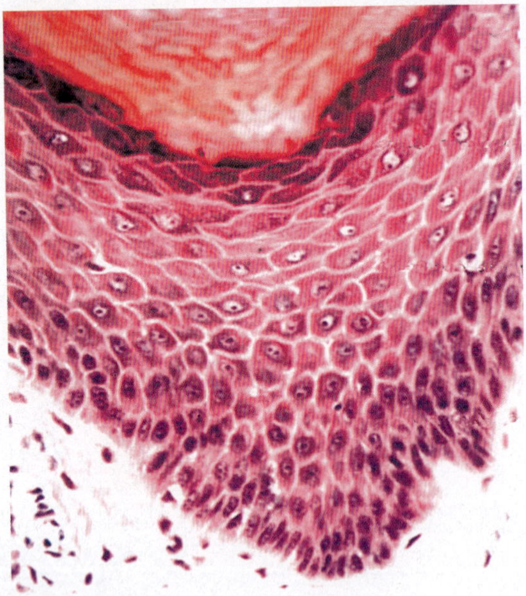

图 15-3　掌皮　HE　400×

三、动动脑,知道这是什么组织结构吗?(15 分)

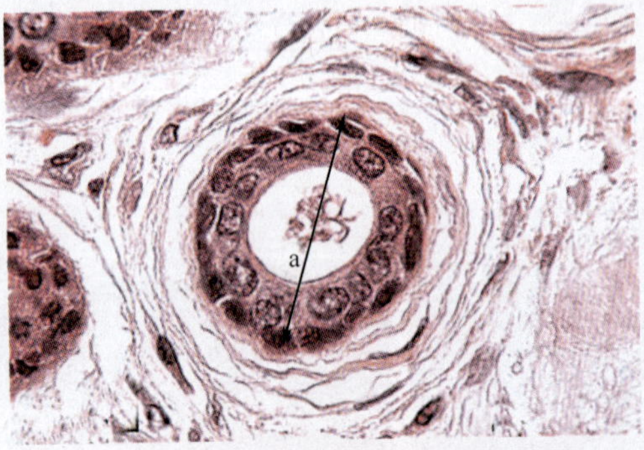

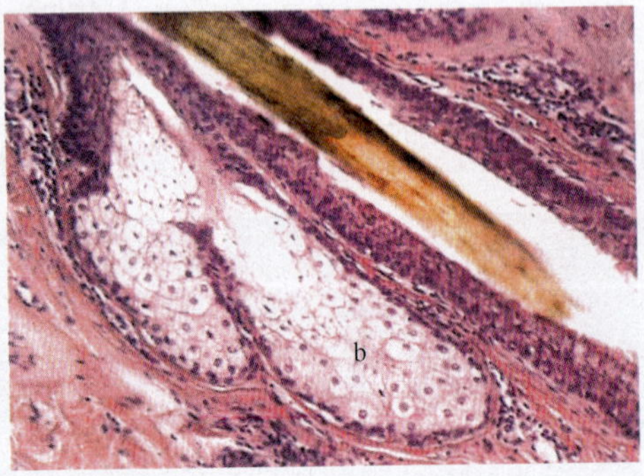

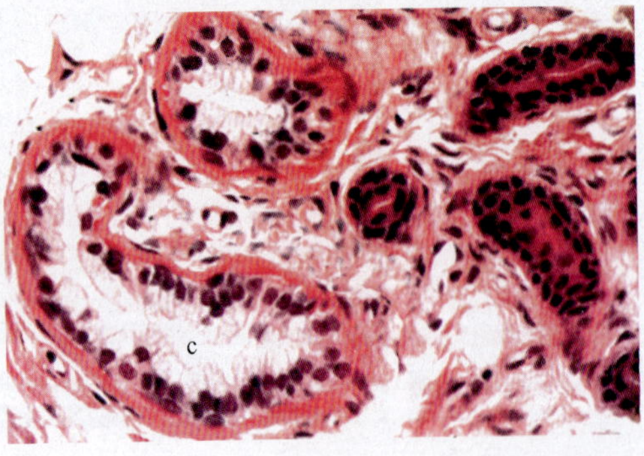

a. ____________

b. ____________

c. ____________

图 15-4　皮肤的附属结构　HE　100×～400×

四、看图填空(65 分)

1. ______________
2. ______________
3. ______________
4. ______________
5. ______________
6. ______________
7. ______________
8. ______________
9. ______________
10. ______________
11. ______________

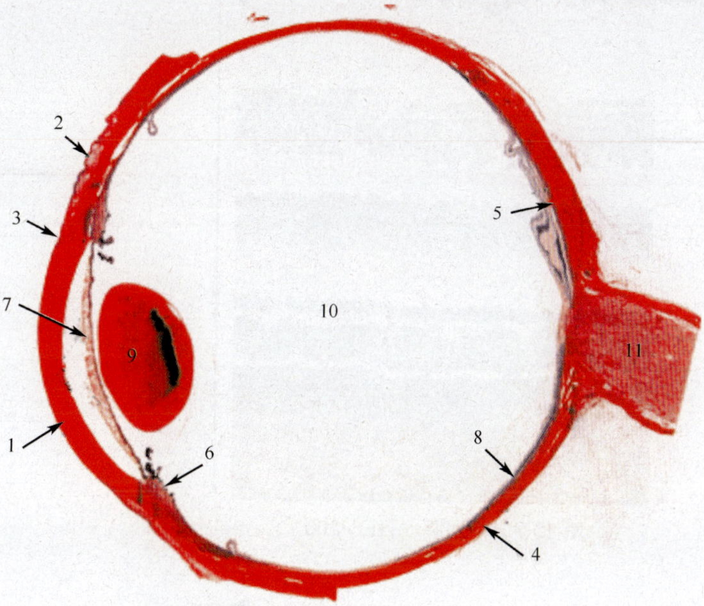

图 15-5 眼球 HE 40×

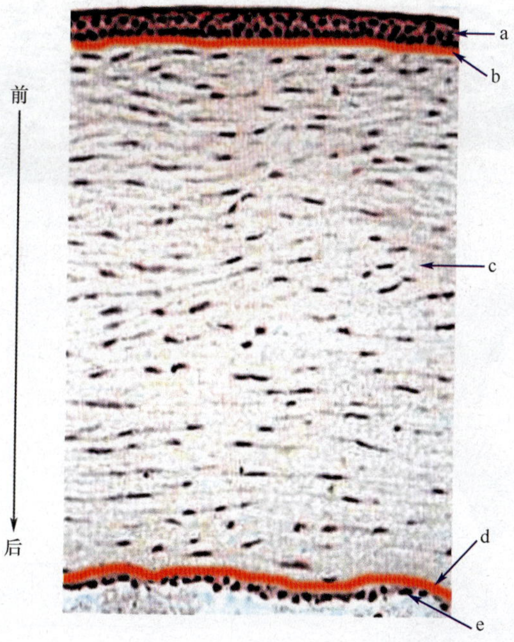

图 15-6 角膜 HE 40×

a. ______________
b. ______________
c. ______________
d. ______________
e. ______________

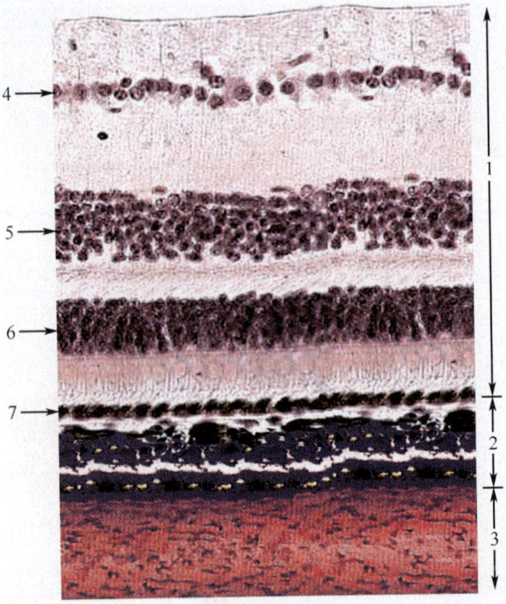

图 15-7 视网膜 HE 100×

1. ______
2. ______
3. ______
4. ______
5. ______
6. ______
7. ______

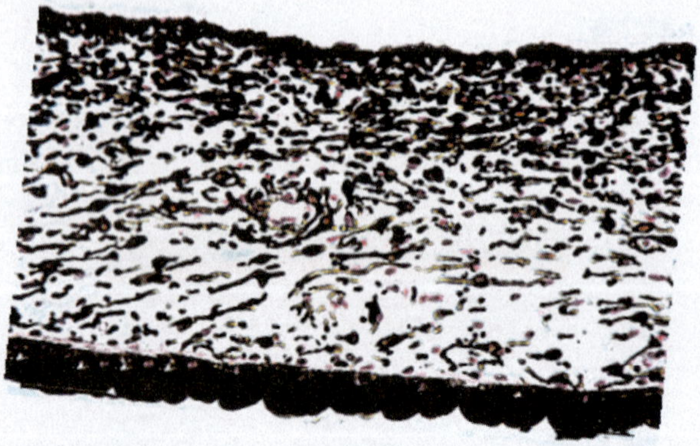

图 15-8 ______ HE 100×

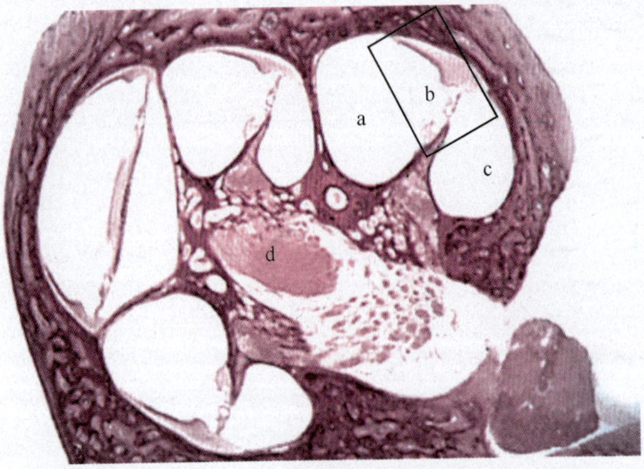

图 15-9 蜗螺旋管 HE 40×

a. ______
b. ______
c. ______
d. ______

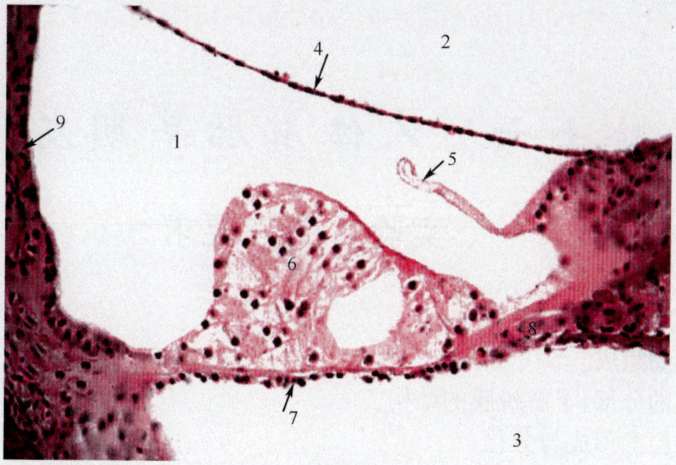

图 15-10　耳蜗　HE　100×

1. ____________　2. ____________　3. ____________

4. ____________　5. ____________　6. ____________

7. ____________　8. ____________　9. ____________

指导老师：____________

______年______月______日

实验十六 人体胚胎早期发育

一、实验目的与要求

1. 熟悉卵裂与胚泡的形成过程。
2. 掌握胚泡的组成。
3. 熟悉蜕膜的分部，了解蜕膜的结构。
4. 熟悉三胚层的形成与分化。
5. 熟悉胎膜的组成。
6. 掌握胎盘的组织结构与功能。

二、实验内容与方法

(一) 胚胎发育第 1 周(受精到胚泡形成)

1. 观看录像　人胚早期发育。
2. 观察模型(模型观察时要轻拿轻放)

(1) 受精：可见 1 个大的受精卵和 3 个极体，外被透明带。

(2) 卵裂：可见 2 个、4 个、8 个卵裂球的受精卵。

(3) 桑葚胚：卵裂球数量为 12～16 个。

(4) 胚泡：可见滋养层、内细胞团和胚泡腔。

胚泡的壁由单层细胞组成，称为滋养层。胚泡内的腔称为胚泡腔。在胚泡腔的一端有一群细胞，称为内细胞团，并见内细胞团已开始分化出内胚层(黄色)和外胚层。覆盖在内细胞群外面的滋养层细胞，称为极端滋养层。

(二) 胚胎发育第 2 周(二胚层胚盘形成)

1. 观看录像　人胚早期发育。
2. 观察模型

(1) 植入：模型显示人胚植入过程及内细胞团的分化。模型同时显示植入后子宫内膜的功能变化。

(2) 13 天人胚：可见到内胚层、外胚层、羊膜腔、卵黄囊和体蒂。

(3) 二胚层胚盘：圆盘状，由内、外胚层紧密相贴形成。

内胚层向腹侧增生，形成一个由单层扁平细胞围成的囊称卵黄囊。外胚层与极端滋养层之间出现的腔隙，称为羊膜腔。卵黄囊的顶壁与羊膜腔的底壁紧密相贴，称为胚盘。它由内胚层和外胚层组成，外形为椭圆盘状。

由细胞滋养层形成的胚外中胚层,随着胚外体腔的出现,胚外中胚层分为两部分,一部分衬在滋养层内面和羊膜腔外面,另一部分覆盖在卵黄囊外表面,滋养层及期胚外中胚层向外突出形成绒毛,这时滋养层称为绒毛膜。连接羊膜腔和细胞滋养层的这一部分胚外中胚层,称为体蒂。

(三)胚胎发育第 3 周(三胚层胚盘形成)

1. 观看录像 人胚早期发育。

2. 观察模型

(1) 16 天人胚:模型显示外胚层的神经板、原条、原结、中胚层和脊索、内胚层。模型头端可见口咽膜,尾端可见泄殖腔膜。

(2) 20 天人胚:模型显示胎盘、体蒂、胎盘边缘保留的部分羊膜和卵黄囊。背面观可见到神经褶、神经沟和 3 对体节;腹面观可见到原始消化管;中部横断面可见到体表的外胚层、神经褶、神经沟、体节、间介中胚层、胚内中胚层脏层和壁层、内胚层。

(3) 三胚层胚盘:圆盘状,由不同颜色的上、中、下胚层紧密相贴形成。

(四)胚胎发育第 4 周至第 8 周(胚期后期)

1. 观看录像 人胚早期发育。

2. 观察模型

(1) 22 天人胚:模型显示神经沟已愈合成神经管,体节 7 对,原始消化管形成,体蒂转到胚体腹侧。

(2) 25 天人胚:模型显示胚体呈圆柱状,前、后神经孔未闭合,体节 14 对,腹侧出现膨大。胚体中部横断可见神经管、脊索、原始消化管、口咽膜、泄殖腔膜、尿囊及心脏。

(3) 28 天人胚:模型显示前、后神经孔均闭合,体节 25 对,心膨大明显,口凹周围出现 3 对鳃弓。

(4) 30 天人胚:头明显变大,出现上肢芽和下肢芽,体节 34 对,脐带形成。

(五)胚胎发育第 9 周至出生(胎期)

1. 观看录像 人胚发育。

2. 观察胎儿陈列标本观察各月正常胎儿陈列标本,注意胎儿外形、大小及所见器官的演变。观察双胎、联胎、寄生胎和唇裂、腭裂、无脑儿、脊柱裂等畸形标本。

(六)胎膜

1. 观看录像 人胚发育。

2. 观察模型

胎膜的形成与演变:胎膜是受精卵发育形成的一些临时性器官,包括羊膜、卵黄囊、尿囊、脐带和绒毛膜。

模型①:羊膜腔位于胚盘上方,其壁称为羊膜。卵黄囊位于胚盘的下方。羊膜腔与极端滋养层相连的部分称为体蒂。滋养层有绒毛形成,称为绒毛膜。胚外中胚层之间的一个大腔,称为胚外体腔。

模型②:由于胚胎本体(胚盘)的头端生长快,体蒂的位置相对后移。

模型③:体蒂的位置移至胚体的尾端,其内有尿囊(黄色),它是卵黄囊尾侧向体蒂长出的一条盲管。体蒂和卵黄囊壁内有血管形成。

模型④:由于胚盘向腹侧包卷,与胚盘周缘相连的羊膜也跟着向胚盘腹侧面包卷,使体蒂及其中的尿囊与卵黄囊靠拢,同时卵黄囊与中肠相连的部分变窄。绒毛膜上的绒毛比较发达,均匀地覆盖着整个绒毛膜的表面。

模型⑤:随着胚体的包卷和羊膜腔迅速扩大,结果使体蒂、尿囊、卵黄囊、血管和胚外中胚层等都挤到胚体的腹侧,形成一条圆柱状结构,称为脐带,此时,卵黄囊逐渐退化,胚外体腔变小。一部分绒毛发达,另一部分逐渐退化。

(七) 胎盘(胎盘与子宫壁的关系)

1. 观察大体标本　足月胎盘为圆盘状,直径为15～20cm,平均厚度为2.5cm,重约500g,母体面呈暗红色,凹凸不平,分15～20个胎盘小叶。胎儿面呈灰白色,表面光滑有羊膜覆盖。近中央处有脐带附着,脐带内含一对脐动脉和一条脐静脉。

2. 观察模型

(1) 模型①(第三周):胚泡植入子宫前壁内膜进行发育(常见的植入部位是后壁)。蜕膜可分三部分:位于胚胎深面的称底蜕膜,覆盖在胚胎表面的称包蜕膜,其余部分的蜕膜称壁蜕膜。

(2) 模型②(第五周):由于胚胎逐渐扩大,向子宫方向突出,与包蜕膜相邻接的绒毛逐渐退化,称为平滑绒毛膜,与底蜕膜相邻接的绒毛则不断生长和扩大范围,称为丛密绒毛膜。

(3) 模型③(第八周):胎儿的丛密绒毛膜与母体的底蜕膜共同组成胎盘。对照模型搞清绒毛主干、绒毛、胎盘隔、绒毛间隙的位置和相互关系。搞清母体的血液与胎儿血液是否相混?母体与胎儿之间的物质交换要通过哪些结构?

在模型上指出下列结构:羊膜、平滑绒毛膜、包蜕膜、壁蜕膜、羊膜腔、胚外体腔和子宫腔。

图学练习

______年____月____日　　第____周　　星期____　　记分______

一、仔细观察"受精与卵裂"模式图，分清胚泡的形成

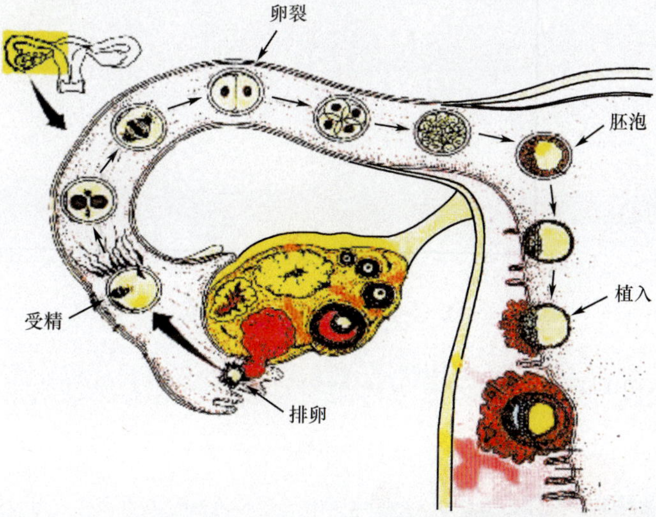

图 16-1　卵裂与胚泡的形成示意图

二、绘图(20 分)

请你在下列的方框内绘制一个胚泡，并用线条连接左边相对应的文字。

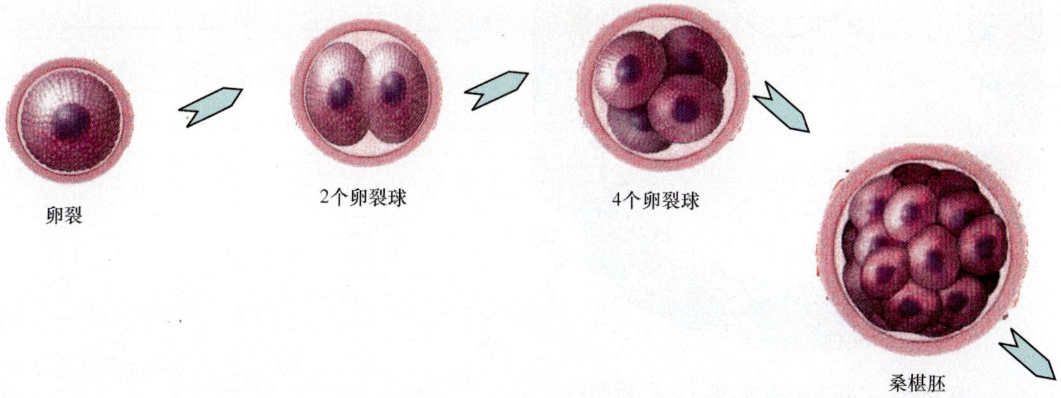

极端滋养层

内细胞群

胚泡腔

滋养层

胚泡

图 16-2　卵裂与胚泡的形成

三、看图填空(15 分)

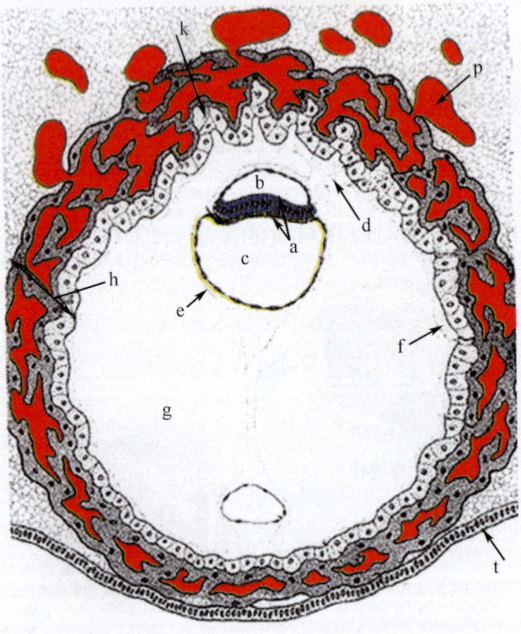

图 16-3　二胚层的形成(第 14 天)示意图

a. ________　b. ________

c. ________　d. ________

e. ________　f. ________

g. ________　h. ________

k. ________　p. ________

t. ________

四、这是胚胎第 20 天的中胚层早期分化及神经管形成示意图，你知道图中的数字代表什么含义吗？（15 分）

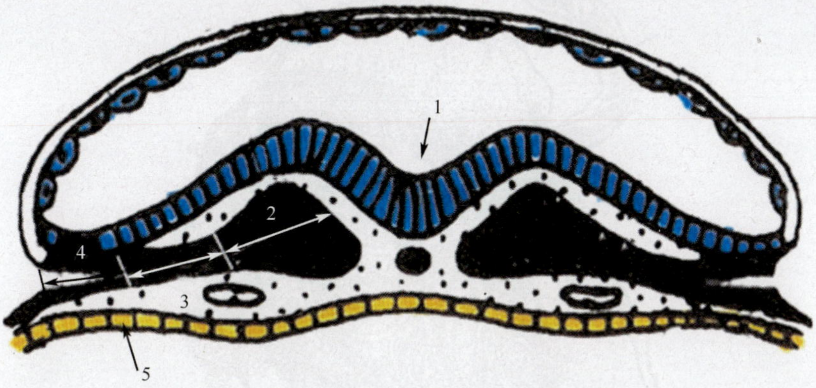

图 16-4 神经管形成及中胚层早期分化示意图

1. ________ 2. ________ 3. ________

4. ________ 5. ________

五、看图连线（20 分）

用线条把图中胚胎结构与两边相对应的名称一一连接起来。

包蜕膜

羊膜

壁蜕膜

平滑绒毛膜

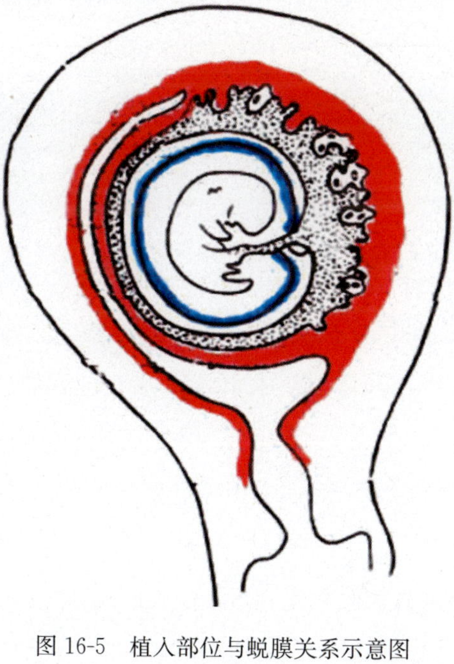

底蜕膜

子宫腔

子宫颈

丛密绒毛膜

图 16-5 植入部位与蜕膜关系示意图

六、这是什么器官？能说出它们的结构名称吗？试一试吧！（30 分）

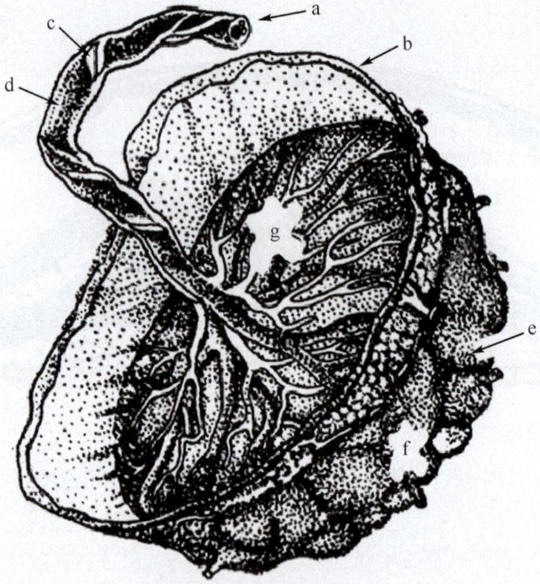

图 16-6　胎盘的外形示意图

a. ____________　b. ____________　c. ____________

d. ____________　e. ____________　f. ____________

g. ____________

指导老师：____________

______年______月______日